DR. MED. FELIX SÖLLER · ELLEN WARSTAT

Rücken ohne Schmerz

Die besten Tipps zur schnellen Selbsthilfe
5 x 5 Übungen, die wirklich helfen

humboldt

VORWORT

Liebe Leserin, lieber Leser,

wenn Sie sich dieses Buch gekauft haben, plagen Sie wahrscheinlich gelegentlich oder auch öfter Rückenschmerzen. Damit sind Sie nicht allein. Jedes Jahr gehen etwa 20 Millionen Patienten wegen Beschwerden an der Wirbelsäule zum Arzt. Ich bin seit fast 20 Jahren als Orthopäde tätig und habe in dieser Zeit viele Facetten vom „Kreuz mit dem Kreuz" gesehen. Die Menschen, die zu mir kommen, möchten natürlich möglichst schnell vom Schmerz befreit werden. Dafür entwickle ich dann jeweils einen individuellen Therapieplan. Neben der Behandlung ist es aber genauso wichtig, dass die Betroffenen überlegen, wieso es zu den Schmerzen gekommen ist. Schließlich sollen die Beschwerden ja nicht ein paar Wochen oder Monate später wiederkommen. Es ist mir jedoch aufgefallen, dass viele Patienten gar keine Vorstellung davon haben, was ihrem Rücken schadet – oder umgekehrt: was ihn stark macht und gesund hält.

Aus diesen Erfahrungen wurde die Idee geboren, einen Ratgeber zur Selbsthilfe zu schreiben. Denn tatsächlich lassen sich Rückenbeschwerden in den meisten Fällen gut selbst behandeln. Im ersten Teil des Buchs möchte ich Ihnen das nötige Basiswissen dafür mitgeben. Anders als in medizinischen Fachbüchern wird jedoch alles in einer verständlichen Sprache erklärt.

Fast immer sind Schmerzen die Folge unseres Lebensstils: zu viel Stress, zu wenig Bewegung und/oder eine ungesunde Ernährung. Es gibt vieles im Alltag, das den Rücken belastet. Deshalb widmen wir uns im zweiten Teil des Buchs diesen Faktoren. Denn tatsächlich genügt es manchmal, kleine Stellschrauben im Leben zu verändern, um Rückenschmerzen nachhaltig loszuwerden. Mir hat es zum Beispiel geholfen, jeden Tag mit dem Hund spazieren zu gehen.

Das A und O für einen schmerzfreien Rücken ist eine starke und zugleich elastische Rumpfmuskulatur. Die können Sie sich mit den Übungen im dritten Teil des Buches antrainieren. Alle wirken sehr effektiv – und kosten Sie nicht viel Zeit! Sie können die Übungen problemlos zu Hause durchführen. Zudem gibt es meist eine leichte Variante für Anfänger und eine etwas herausfordernde für schon besser trainierte Menschen. Ganz bewusst habe ich auch ein Workout fürs Büro zusammengestellt. Denn das Dauersitzen vor dem Computer ist mittlerweile einer der größten Risikofaktoren für die Rückengesundheit.

Ich möchte Sie mit diesem Buch motivieren, regelmäßig etwas für Ihren Rücken zu tun – und zwar ganz egal, wie alt Sie sind. Studien haben gezeigt, dass auch 90-Jährige noch Muskeln aufbauen können. Es lohnt sich also wirklich für jeden Menschen, selbst etwas Verantwortung für seine Gesundheit zu übernehmen und im Rahmen der eigenen Möglichkeiten aktiv zu werden. Wer es einmal ausprobiert hat, merkt schnell, wie viel Freude das macht. Und das hilft dann nicht nur dem Rücken, sondern auch der Seele.

Ihr

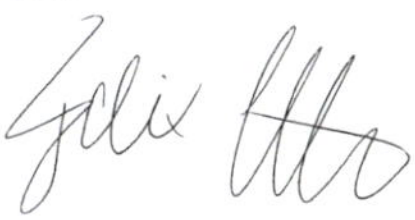

Facharzt für Orthopädie, Akupunktur, Chirotherapie und Sportmedizin

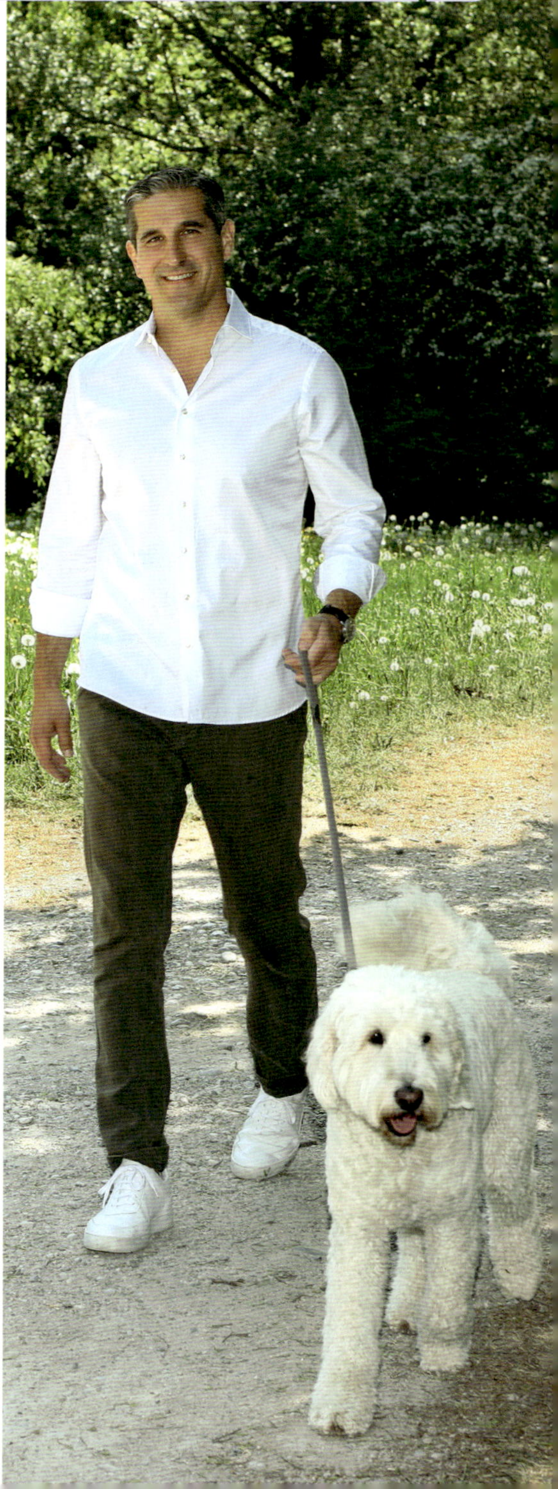

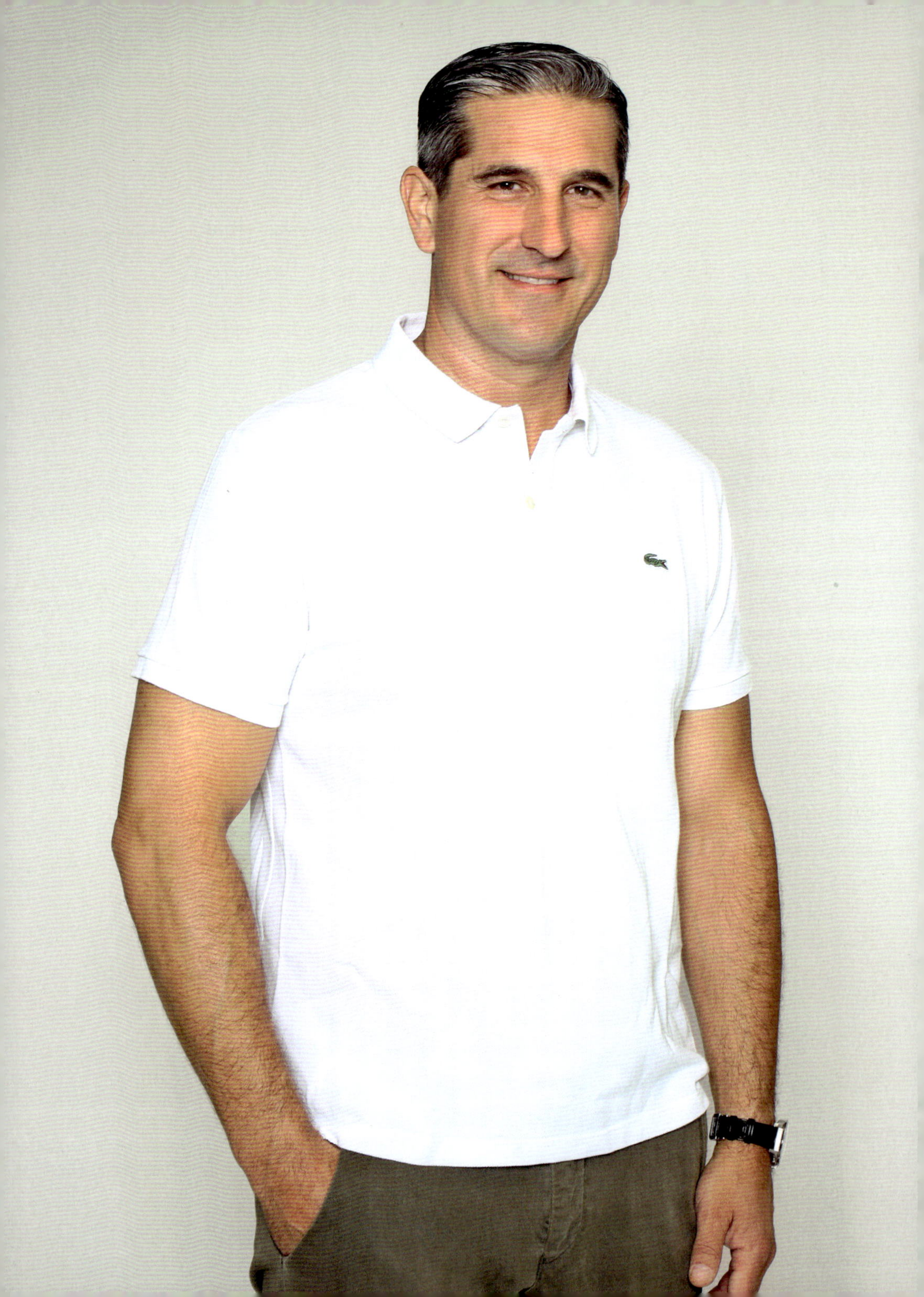

IHR RÜCKEN – EIN KOMPLEXES SYSTEM

Wenn Sie Ihren Rücken und seine Strukturen besser verstehen, leuchtet Ihnen schnell ein, was ihm guttut und was nicht. Das ist die Basis für rückenfreundliches Verhalten und auch für Selbsthilfe bei Beschwerden.

Der gesunde Rücken macht alles mit

Lenken Sie jetzt bitte Ihre Aufmerksamkeit einmal kurz auf Ihr Kreuz. Wie fühlt es sich an? Geschmeidig wie bei einer Katze oder vielleicht doch schon ein bisschen eingerostet? Ein gesunder Rücken ist stabil, aber dabei sehr beweglich. Beides ist nicht unbedingt eine Frage des Alters. Es gibt 80-Jährige, die sehr fit sind und keine Rückenbeschwerden haben. Aber leider kommen schon Kinder zu mir in die Praxis, die über Schmerzen im Kreuz klagen. Tatsächlich sind davon bereits rund 40 Prozent der 11- bis 14-Jährigen zumindest manchmal betroffen, so die Zahlen einer bundesweiten Forsa-Umfrage unter 100 Kinder- und Jugendärzten im Auftrag der Krankenkasse DAK. Dabei ist die Wirbelsäule im Kindesalter von Natur aus noch weich und flexibel. Wieso kommt es dann zu Problemen? Das liegt oft an einer schwachen Muskulatur: Denn in einem gesunden Rücken müssen alle Strukturen in und an der Wirbelsäule möglichst optimal zusammenspielen. Welche das sind, erfahren Sie jetzt.

Die Wirbelsäule

Unsere Wirbelsäule ist die zentrale Stütze des Körpers und hat sehr widersprüchliche Aufgaben. Zum einen soll sie stark und stabil sein. Schließlich ist sie es, die uns Halt gibt und damit aufrechtes Gehen ermöglicht. Zum anderen muss sie flexibel sein. Denn nur dann sind wir in der Lage, uns in alle Richtungen zu bewegen.

Schaut man von hinten auf den Rücken, scheint die Wirbelsäule eine gerade Linie zu bilden. Von der Seite betrachtet, sieht die Sache jedoch ganz anders aus: Wir erkennen zweimal ein S. Im Bereich der Halswirbel biegt sich das Rückgrat leicht nach vorn (konkav). Die Brustwirbelsäule wölbt sich dagegen nach hinten (konvex), während die Lendenwirbelsäule wieder nach vorn und die Einheit aus Kreuz- und Steißbein nach hinten zeigt.

Mit diesem Hin und Her ist der Natur keineswegs ein Fehler unterlaufen. Denn das Doppel-S federt Erschütterungen ab, die beim Gehen automatisch entstehen. Wäre die Wirbelsäule gerade, bekämen wir beim Laufen Kopfschmerzen, weil unsere Schritte dann nicht abgefedert würden.

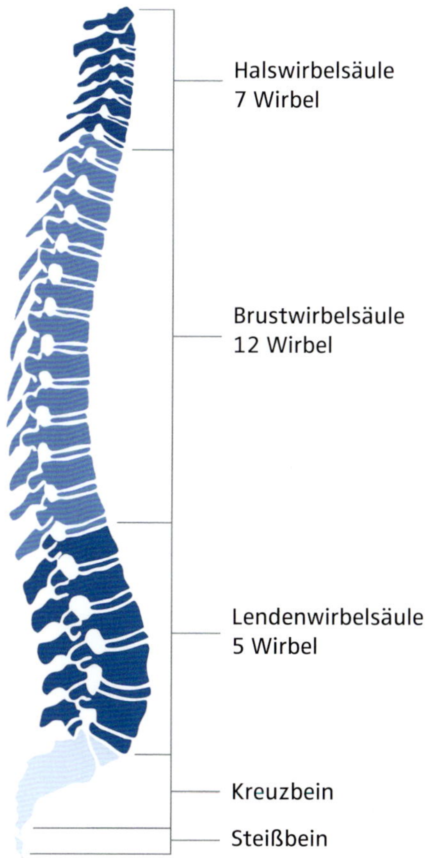

Der Aufbau der menschlichen Wirbelsäule.

Gut zu wissen: Dass sich die Wirbelsäule im Laufe der Jahre etwas abnutzt, ist übrigens nicht krankhaft. Das gehört genau so zum Leben wie Haare, die grau werden. Der Körper ist durchaus in der Lage, sich an diesen Verschleiß anzupassen – vorausgesetzt, man geht pfleglich mit sich um. Was das bedeutet, lesen Sie ab Seite 51. Deshalb gibt es viele Menschen, deren Röntgen- oder MRT-Bild Abnutzungserscheinungen zeigt, die aber keine Beschwerden haben.

Die Wirbel

Durch das Steißbein schwankt die Zahl unserer Wirbel zwischen 33 und 34 – je nach dem, ob das Steißbein aus 4 oder 5 Wirbeln besteht.

Die Wirbelsäule setzt sich aus 33 bzw. 34 Wirbeln zusammen, die von oben nach unten gezählt werden. Damit Sie Ihren Orthopäden in Zukunft besser verstehen, hier die Übersicht wie die jeweiligen Abschnitte des Rückgrats im medizinischen Jargon genannt werden:

- Die Halswirbelsäule (HWS) besteht aus 7 Wirbeln. Ärzte nennen sie C1 bis C7. Das C steht für Cervix, was aus dem Lateinischen übersetzt Nacken bzw. Hals bedeutet.
- Die Brustwirbelsäule (BWS) hat 12 Wirbel: Th1 bis Th12. Th ist die Abkürzung für Thorax, auf Deutsch Brustkorb.
- Die Lendenwirbelsäule (LWS) setzt sich aus 5 Wirbeln zusammen – L1 bis L5. Das L leitet sich vom lateinischen Lumbus für Lende ab.
- Das Kreuzbein besteht aus den 5, im Laufe der Evolution miteinander verschmolzenen Wirbeln S1 bis S5. S steht für Sacrum, auf Deutsch Kreuzbein.
- Das Steißbein war ursprünglich einmal unser Schwanz. Es hat 4 bis 5 miteinander verwachsene Wirbel. Ärzte sprechen von Co1 bis Co5, denn ins Lateinische übersetzt heißt Steibein Os coccygis.

Jeder Wirbel besteht aus einem Wirbelkörper und einem Wirbelbogen. In ihrer Mitte befindet sich ein Loch, der sogenannte Spinalkanal. Durch ihn zieht sich – gut geschützt von den knochigen Strukturen – das Rückenmark mit seinen Nervenbahnen. Auf jeder Seite des Wirbelbogens entspringt ein sogenannter Querfortsatz und auf der Rückseite der Dornfortsatz. An ihnen setzen Bänder und Muskeln an. Verbunden sind die Wirbel über sogenannte Facettengelenke.

Gut zu wissen: Die Facettengelenke können entlang der ganzen Wirbelsäule zu verschleißbedingten Schmerzen führen. Am häufigsten ist die Lendenwirbelsäule betroffen, weil auf ihr das meiste Gewicht lastet. Die Abnutzung wird zum Beispiel durch Über- bzw. Falschbelastungen wie häufiges Heben schwerer Lasten, Bücken und Überkopfarbeiten gefördert, aber auch durch zu wenig Bewegung, einen Bandscheibenvorfall oder Übergewicht.

Die Bandscheiben

Sie liegen zwischen den Wirbeln und bestehen jeweils aus einem faserigen Bindegewebsring, der einen weichen Gallertkern hat. Er enthält zum überwiegenden Teil Wasser. 90 Prozent sind es beim Baby, etwa 70 Prozent bei einem 70-Jährigen.

Gemeinsam mit den Facettengelenken ermöglichen uns die flexiblen Bandscheiben Beweglichkeit. Denn ihr Kern kann sich verlagern, wenn sich die Wirbelkörper beim Vor- oder Rückbeugen aneinanderlegen müssen.

Neben der Doppel-S-Form der Wirbelsäule sind die Bandscheiben unser zweiter Stoßdämpfer im Rückgrat. Springen wir über eine Pfütze oder heben einen schweren Getränkekasten, puffern sie die Belastung ab. Vorausgesetzt ihr Gallertkern wird gut mit Flüssigkeit versorgt, die er wie ein Schwamm aufsaugt. Und hier kommen Sie ins Spiel: Denn die Bandscheiben werden nicht über Blutgefäße genährt, sondern ausschließlich durch

!

Bandscheiben sind unsere Puffer oder Stoßdämpfer im Rücken.

Flüssigkeitsaustausch. Er funktioniert aber nur richtig gut, wenn Sie sich bewegen. Das Auftanken sieht dann so aus: Bei körperlicher Aktivität wird verbrauchte Flüssigkeit aus dem Gallertkern herausgepresst. Liegen wir still, nimmt er wieder frische nährstoffreiche Flüssigkeit aus dem umliegenden Gewebe auf. Besonders gut regenerieren die Bandscheiben nachts, wenn wir schlafen. Das ist ein Grund, warum wir morgens etwas größer als abends sind. Hinzu kommt, dass sich die S-Form der Wirbelsäule im Tagesverlauf durch die Schwerkraft zusammendrückt – die Kurven also größer werden und nachts dann wieder abflachen.

!

Nachts regenerieren unsere Bandscheiben besonders gut.

Gut zu wissen: Nicht jeder Bandscheibenvorfall muss höllisch wehtun. Ich habe pro Woche zwei oder drei Patienten, bei denen man beim Blick auf die MRT-Aufnahme sagen würde: Ein monströser Bandscheibenvorfall, das muss sofort operiert werden. Doch diese Menschen sagen mir, dass es lediglich im Kreuz zieht. Die Erklärung: Je größer der Wirbelkanal, umso weniger Schmerzen verursacht ein Bandscheibenvorfall. Bei manchen hat diese Röhre, in der Rückenmark, Nerven und Blutgefäße verlaufen, einen Durchmesser von 1,5 Zentimetern, bei anderen nur von 0,8 Zentimetern.

Bandscheiben – ausdauernde Gewichtheber

Unvorstellbar, was die Bandscheiben rund um die Uhr leisten! Sind sie intakt, stemmen sie problemlos beim aufrechten Sitzen 90 Kilo, beim entspannten Stehen 100 Kilo. Lümmeln wir mit vorgebeugtem Oberkörper am Schreibtisch, drücken 170 Kilo auf die Stoßdämpfer der Wirbelsäule. Im Stehen mit nach vorn geneigtem Rumpf werden es sogar 220 Kilo. Selbst im Liegen auf dem Rücken belasten noch 20 Kilo die Bandscheiben.

Die Bänder

Damit die Wirbelsäule gleichzeitig stark und beweglich sein kann, müssen auch ihre sechs Band-Systeme intakt sein:

- Das vordere Längsband begrenzt von oben nach unten die Vorderseiten der Wirbelkörper und stabilisiert damit die Wirbelsäule Richtung Hals, Brust und Bauch.
- Das hintere Längsband zieht sich an der hinteren Fläche der Wirbelkörper entlang und grenzt den vorderen Bereich des Wirbelkanals ab.
- Die gelben Bänder – sie heißen so, weil sie tatsächlich gelblich aussehen – haben die Aufgabe, die Wirbelbögen miteinander zu verbinden.
- Die Bänder zwischen den Querfortsätzen verbinden diese wie ein kräftiges Netz.
- Die Zwischendornfortsatzbänder ziehen sich von Dornfortsatz zu Dornfortsatz und verbinden damit die einzelnen Wirbel auf der Rückseite des Rückgrats.
- Das Überdornfortsatzband verläuft vom C7 bis zum Kreuzbein. Gemeinsam mit dem vorderen und hinteren Längsband dient es als senkrechte Stütze der Wirbelsäule.

Gut zu wissen: Mit starken Rücken- und Bauchmuskeln halten Sie auch Ihre Bänder in Form.

Die Muskeln

Wie ein natürliches Korsett stabilisiert die Rumpfmuskulatur die Wirbelsäule und unterstützt sie, wenn wir uns nach vorn beugen, zur Seite neigen, umdrehen oder auch nur stehen. Das klappt nur reibungslos, wenn Rücken-, Bauch- und Gesäßmuskeln fitte und gute Teamplayer sind. Trainiert man die Muskelgruppen einseitig, verzieht sich mit der Zeit der Rücken und damit irgendwann auch der ganze Körper.

!

Die Muskulatur am Rücken besteht aus einer oberen Schicht mit eher großen Muskeln und einer tief liegenden Schicht mit sehr feinen Muskeln.

Unsere Rückenmuskulatur besteht aus zwei Schichten. Die oberste lässt sich bewusst ansteuern und damit sehr gezielt kräftigen. Ihre Muskeln verbinden die Wirbelkörper mit den Schultergelenken und der Hüfte. Damit sorgen sie für Stabilität und ermöglichen eine aufrechte Haltung. Darüber hinaus spielt diese Muskulatur auch mit anderen Teilen des Körpers zusammen. Mithilfe des Trapezmuskels können wir beispielsweise unser Schulterblatt drehen und mit dem breiten Rückenmuskel die Arme nach hinten ziehen.

Daneben gibt es die tiefe Muskelschicht. Sie lässt sich nicht bewusst ansteuern, aber zum Beispiel mit Balance-Übungen auf dem Wackelbrett oder einbeinigem Stehen auf einem Kissen dennoch gut trainieren. Diese kleinen Muskeln sind maßgeblich daran beteiligt, uns aufrecht zu halten. Zudem übernehmen sie beim Bewegen automatisch die Feinarbeit. Dank ihrer Führung stehen die Facettengelenke zwischen den Wirbeln immer in der richtigen Position und verkanten nicht. Durch diese Absicherung bleiben auch die Bandscheiben an ihrem Platz und die Wirbelkörper greifen wie Zahnräder ineinander – dadurch ist uns geschmeidiges Bewegen möglich.

Gut zu wissen: Beim aufrechten Gehen lastet das Gewicht des gesamten Oberkörpers auf den kleinen unteren Lendenwirbeln – 90 Prozent dieser Kilos federt die Rumpfmuskulatur ab. Da leuchtet es ein, dass schwache Muskeln oft zu Schmerzen führen. Denn ohne den muskulären Halt krümmt sich die Wirbelsäule über die Maßen. Dann müssen bestimmte Muskeln permanent gegenarbeiten, ihre Durchblutung nimmt ab, es entstehen schmerzhafte Verspannungen. Darüber hinaus fangen kraftlose Muskeln die Stöße nicht mehr ab, die beispielsweise beim Springen den Rücken belasten. Auf diese Weise können Teile der Wirbelsäule sozusagen verrutschen oder verschleißen.

Ist Ihr Rumpf stark genug?
Der kleine Test verrät es: Schulterbreit mit leicht gebeugten Knien stehen, die Arme nach vorn ausstrecken. Müssen Sie nach kurzer Zeit Ausgleichsbewegungen mit den Armen oder der Hüfte machen, deutet das auf schwache Rücken- oder Bauchmuskeln hin.

Die Faszien

Lange Zeit hielt man sie für simples „Verpackungsmaterial", denn dieses weißliche bis transparente, 0,3 bis 3 Millimeter dicke Bindegewebe umhüllt Muskeln, Knochen, Sehnen und Organe.

Dank hochauflösendem Ultraschall konnten Forscher in den letzten Jahren nachweisen, dass dieses feine, hochkomplexe Fasziennetz unseren ganzen Körper zusammenhält und für die gesamte Kraftübertragung wichtig ist. Beim Gehen, Laufen, Hüpfen oder Werfen entsteht ein großer Teil der Bewegungsenergie aus dem Katapult-Effekt der Faszien. Bücken, Aufrichten oder Gegenstände heben wäre ohne sie unmöglich. Die überraschendste Erkenntnis aber war, dass Faszien Sinnesorgane sind. Dank ihnen spüren Sie beispielsweise, wenn Sie krumm stehen. Verfilzt dieses Gewebe, geht uns dieses Feingefühl für Bewegungen etwas verloren – und es steigt die Verletzungsgefahr.

Aber damit nicht genug: Da die Faszien unseren Körper in verschiedenen Ketten durchziehen, kann es zu Beschwerden im Kreuz kommen, obwohl die Ursache des Übels beispielsweise im Po oder im Arm liegt, weil sich dort Bindegewebe verfilzt hat. Dann gleitet es nicht mehr frei über die Muskeln und bringt mit der Zeit über die Faszienkette auch den Rücken in Schieflage. Deshalb sollte man bei unspezifischen Rückenschmerzen überprüfen, ob sich im Fasziennetz Schmerzpunkte entdecken lassen.

!

Faszien haben Sie schon oft gesehen: Das sind die feinen, zähen Häute, die wir bei der Fleischzubereitung entfernen.

Gut zu wissen: Faszienschmerzen erkennen Sie daran, dass Sie nicht punktgenau auf die Stelle zeigen können, die weh tut. Der Schmerz strahlt breitflächig aus.

Tipp zur Faszien-Pflege
Wer lange sitzt, sollte das Bindegewebe zwischendurch immer wieder aktivieren. Dazu kurz aufstehen, sich in alle Richtungen strecken und wie ein Kind hüpfen – je kreativer Sie dabei sind und je sanfter Sie landen, desto besser.

!

Warum spürt der eine Schmerzen kaum, während der andere Höllenqualen leidet? Heute weiß man: Das Schmerzempfinden hängt von der Variation eines bestimmten Gens ab.

Die Nerven

Vom Rückenmark zweigen die Spinalnerven ab. Sie verlassen den Wirbelkanal paarweise durch die jeweils zugehörigen linken und rechten Zwischenwirbellöcher. Die hintere Nervenwurzel überträgt Gefühlsimpulse von den inneren Organen, Muskeln und Geweben an das Rückenmark. Die vordere leitet Bewegungsimpulse vom Rückenmark an die Muskeln. Einer dieser Nervenstränge ist der Ischiasnerv. Er kann je nach Körpergröße bis zu 90 Zentimeter lang sein. Er zieht durch die Beine bis in die Zehen.

Gut zu wissen: Der Raum zwischen den Wirbeln ist eng begrenzt. Wirbelverschleiß, eine Verengung des Wirbelkanals, eine vorgewölbte Bandscheibe oder ausgetretenes Gewebe bei einem Bandscheibenvorfall kann die Wurzel eines Spinalnervs bedrängen. Das reizt den Nerv und kann starke Beschwerden auslösen. Doch die Schmerzen zeigen, dass der Nerv noch lebt. Kritisch sind dagegen Lähmungserscheinungen, Taubheitsgefühle oder Muskelschwäche.

Die Iliosakralgelenke

Die beiden Kreuz-Darmbein-Gelenke, auch Iliosakralgelenke (ISG) genannt, liegen links und rechts schräg unterhalb der Lendenwirbelsäule. Sie verbinden das Darmbein, das Teil des Beckens ist, mit dem Kreuzbein der Wirbelsäule. Die ISG sind wesentlich an der Kraftübertragung vom Oberkörper auf die Beine beteiligt. Da Darmbein und Kreuzbein über sehr straffe Bänder miteinander verbunden sind, haben die Iliosakralgelenke viel weniger Spielraum für Bewegungen als andere Gelenke. Wir können sie auch nicht willentlich ansteuern.

Gut zu wissen: Vor allem im höheren Lebensalter ist Verschleiß an Iliosakralgelenken in mehr als 20 Prozent der Fälle für chronische Kreuzschmerzen verantwortlich. Dennoch kommt es immer wieder vor, dass dieser Schmerzauslöser erst einmal nicht erkannt und damit nicht oder nicht angemessen behandelt wird. Denn die Symptome können denen eines Bandscheibenvorfalls, arthrotisch veränderten Facettengelenken der Lendenwirbelsäule oder einem Wirbelgleiten ähneln.

Die Wirbelsäulenstatik

Ein Haus besitzt nur dauerhafte Standfestigkeit, wenn seine Statik stimmt. Das gilt auch für die Wirbelsäule. Sie hält viel aus, wenn alle Gelenke der Hals-, Brust- und Lendenwirbelsäule, des Beckens sowie die Iliosakralgelenke in der richtigen Position stehen. Verrutscht jedoch eines minimal oder hat man von Geburt an ein starkes Hohlkreuz oder einen Rundrücken, kann das zu Schmerzen führen. Auch kleinste Beinlängendifferenzen oder Fußfehlstellungen können die Wirbelsäule stören, wenn sie zu einem muskulären Ungleichgewicht führen.

Gut zu wissen: Solche kleinen Störungen bleiben häufig unentdeckt. Deshalb rate ich bei unklaren Rückenschmerzen, den Rücken vermessen zu lassen. Eine strahlenfreie 4D-Analyse, die eine Kombination aus Video- und Computertechnik nützt, erfasst Abweichungen vom anatomischen Normalzustand sehr präzise. Folgende Fehlstellung kann das 4D-Vermessungssystem aufdecken: Fehlfunktionen der Wirbelsäule, Skoliosen, Hohlrückenbildung, Rundrückenbildung, Beckenschiefstände, Beckenverdrehung, Beckenkippung.

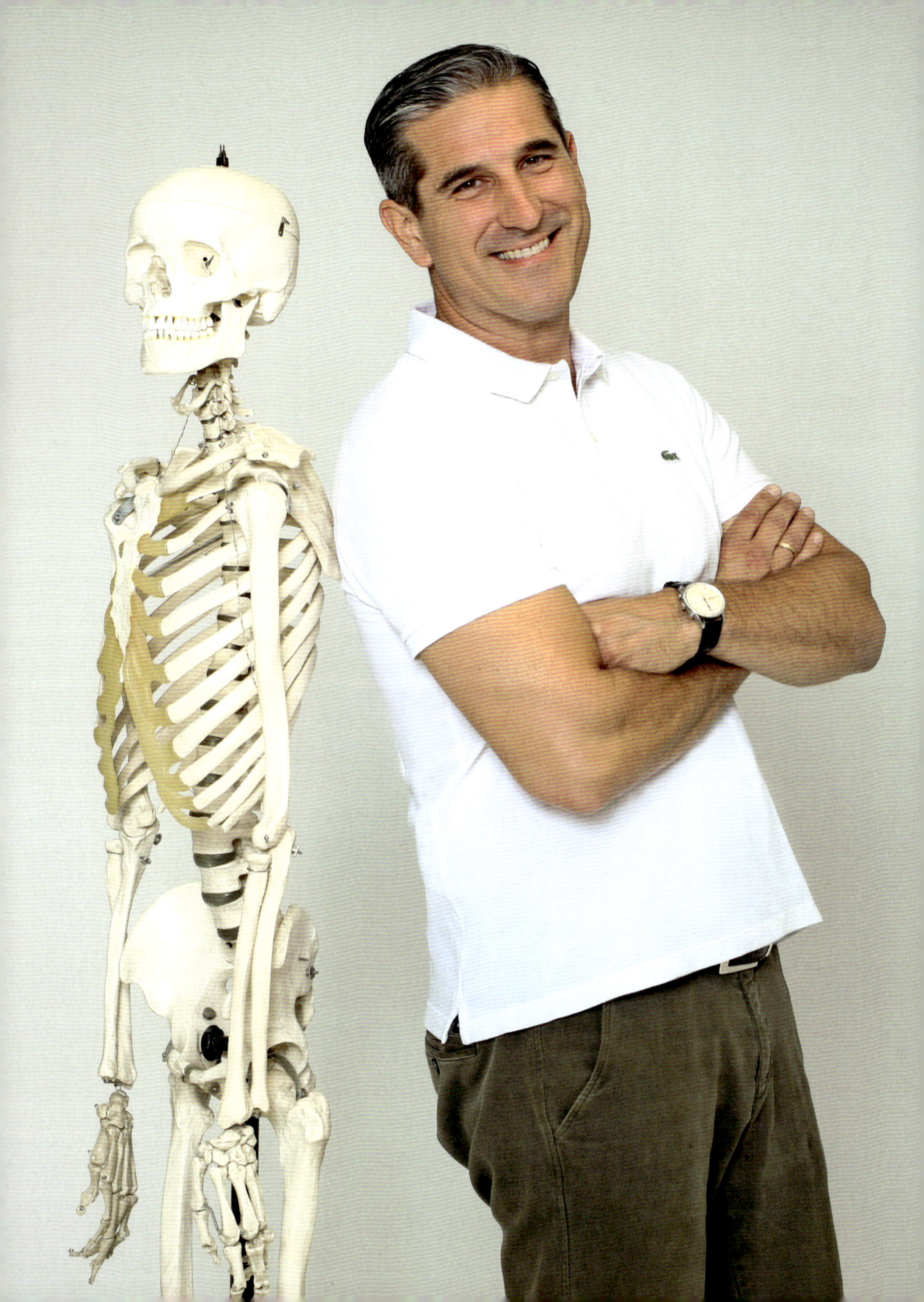

SELBSTHILFE IST TRUMPF

Es zieht, zwickt und sticht im Kreuz. Wenn die Schmerzen nicht so schlimm sind, dass sie nicht auszuhalten sind, können Sie sich in vielen Fällen selbst kurieren. Tatsächlich würden sogar etwa 80 Prozent der Rückenschmerzen von allein wieder verschwinden. Doch wer will schon länger leiden als nötig?

Von Tabletten bis Kinesiotapes – so helfen Sie sich selbst

Fast jeder hat sich schon mal eine Wärmflasche oder einen Coolpack auf eine schmerzende Stelle gelegt. Aber selbst bei so einfachen Therapieformen kann man etwas falsch machen. Auch bei der Einnahme von Schmerzmitteln und anderen Maßnahmen zur Selbstbehandlung des Rückens gilt es einiges zu beachten. Deshalb erkläre ich Ihnen hier alles ganz genau. Dann verstehen Sie im nächsten Kapitel bei den Beschwerdebildern meine Hinweise zur SOS-Hilfe besser.

Rezeptfreie Schmerzmittel

Zur Selbstbehandlung von Rückenschmerzen sind aus der Medikamentengruppe Nichtsteroidale Antirheumatika (NSAR) die Wirkstoffe Ibuprofen, Diclofenac und Naproxen in Tablettenform geeignet. Sie wirken schmerzlindernd und entzündungshemmend. Scheuen Sie sich nicht, bei großen Schmerzen kurzfristig zu diesen Arzneimitteln zu greifen. Denn heute weiß man: Das beste Mittel gegen die Rückenschmerzen ist nicht Liegen, sondern in fast allen Fällen sanfte Bewegung – zum Beispiel Spazierengehen. Das können Sie aber nur, wenn mithilfe der Tabletten die Entzündung zurückgeht, die Schmerzen nachlassen und damit auch die Muskeln wieder lockerlassen. So vermeiden Sie, in den Teufelskreis aus Schmerz, Verspannung und verstärktem Schmerz zu kommen.

Welcher Wirkstoff die besten Effekte zeigt und gut vertragen wird, ist individuell verschieden. Da bleibt nur: Ausprobieren, welcher Ihnen am besten hilft. Da diese Medikamente unter anderem auf den Magen schlagen können, sollten Sie sie ohne ärztlichen Rat nicht länger als ein bis zwei Wochen nehmen. Niedrig dosiert bekommt man NSAR rezeptfrei in der Apotheke, höher dosiert unterliegen sie der Rezeptpflicht.

Es gibt auch frei verkäufliche Salben und Gele mit NSAR. Allerdings hilft diese äußerliche Therapie meist nicht so gut: Der eigentliche Wirkstoff kann nämlich nur schwer durch die Haut bis zum Schmerzgeschehen eindringen.

Pflanzliche Entspannungsmittel

Wenn Stress, Ängste oder Sorgen die Muskeln verkrampfen lassen, kann es hilfreich sein, die Psyche phytotherapeutisch zu unterstützen. Beim Kauf eines pflanzlichen Präparats sollten Sie jedoch darauf achten, dass es sich um ein gut geprüftes Arzneimittel handelt. Dann können Sie sicher sein, dass seine Qualität und Unbedenklichkeit die gleichen gesetzlichen Bestimmungen erfüllt wie ein synthetisches Medikament. Auch bei Tees lohnt es sich, auf die Herkunft aus kontrolliertem Anbau zu achten, damit die Produkte die gewünschten Inhaltsstoffe enthalten.

Sollten Sie pflanzliche Mittel über einen längeren Zeitraum und/oder zusätzlich andere Medikamente einnehmen, ist es besser, Rücksprache mit Ihrem Arzt zu halten. Denn auch pflanzliche Medizin ist nicht immer frei von Nebenwirkungen. Außerdem kann ein Mix verschiedener Heilkräuter oder die Kombination mit synthetischen Medikamenten unverträglich sein. Grundsätzlich gilt jedoch für die folgenden Phytopharmaka, dass weder ein Gewöhnungseffekt noch Abhängigkeit zu befürchten sind. Sie können bei Bedarf alle über Wochen oder Monate eingenommen werden, bis die Stressphase vorüber ist.

!

Kaufen Sie pflanzliche Mittel lieber in der Apotheke als im Internet, denn dort werden sie nicht über Risiken und Nebenwirkungen aufgeklärt.

Nützliche Heilpflanzen bei Stress und innerer Unruhe

Die folgenden Heilpflanzen sind in ihrer Wirkung wissenschaftlich gut erforscht:

Baldrian

Der Klassiker unter den Phyto-Einschlafhilfen beruhigt vor allem dank zwei seiner Naturstoffe – der Valeriansäuren und der Lignane – das Gedankenkarussell. Diese Kombination besänftigt außerdem die Nerven und entspannt dadurch auch die Muskeln. **Empfehlenswert bei** innerer Unruhe und nervös bedingten Einschlafstörungen.
Anwendungstipp: Am besten am frühen Abend und noch einmal vor dem Zubettgehen ein mit 600 Milligramm hoch dosiertes Baldrianextrakt-Präparat einnehmen. Die Wirkung von Baldrian wird in einem Kombinationspräparat mit Hopfen und Melisse verstärkt.

Johanniskraut

Es blüht Mitte Juni, um den Johannistag – daher der Name der Pflanze. Empfehlenswert bei leichten bis mittelschweren Depressionen. Für den stimmungsaufhellenden Effekt sorgt der sekundäre Pflanzenfarbstoff Hyperforin.
Anwendungstipp: Wenn Stress zu depressiven Verstimmungen führt, täglich 900 Milligramm Johanniskraut-Extrakt nehmen. Einige Menschen spüren nach circa zwei bis drei Wochen eine Besserung, bei anderen dauert es bis zu vier Wochen. Die Therapie mindestens acht bis zehn Wochen, besser sechs bis zwölf Monate fortsetzen, um erneuten Depressionen vorzubeugen. Wer Johanniskraut einnimmt, sollte sich nicht allzu lange der Sonne aussetzen. Denn in seltenen Fällen kann es dadurch zu Hautveränderungen kommen.

Lavendel
Soll die duftende, lila Pflanze medizinisch wirken, muss man den schmalblättrigen Arzneilavendel (Echter Lavendel) verwenden. Empfehlenswert bei nervösen Angstzuständen sowie damit verbundenen Einschlafproblemen. Denn die Lavendel-Inhaltsstoffe Linalool und Linalylacetat verbessern nachweislich die Reizfilterfunktion des Nervensystems.
Anwendungstipp: Täglich eine Kapsel mit 80 Milligramm Arzneilavendelöl einnehmen. Dadurch können sich bereits nach drei bis vier Tagen Angstzustände reduzieren. Der Schlaf wird in der Regel nach vier bis sechs Wochen deutlich besser. Macht tagsüber nicht müde.

Passionsblume
Die lila blühende Heilpflanze stammt aus den Regenwäldern Brasiliens und ist dort für die Ureinwohner Medizin. Neben ätherischem Öl sind für ihre beruhigende Wirkung sekundäre Pflanzenstoffe, sogenannte Flavonoide, und der Aromastoff Cumarin verantwortlich. Empfehlenswert bei nervösen Beschwerden wie Stimmungsschwankungen, Unruhe und Reizbarkeit. Passionsblume entspannt die Nerven, ohne tagsüber müde zu machen.
Anwendungstipp: 2- bis 3-mal täglich 425 Milligramm Passionsblumen-Extrakt einnehmen.

Rosenwurz
Der Name der Pflanze ist auf den Duft ihres Wurzelstocks zurückzuführen. Er riecht nach Rosen, wenn man ihn anschneidet. Empfehlenswert bei allen Stresssymptomen wie Erschöpfung, Müdigkeit und Schwächegefühl. Denn Rosenwurz ist eine sogenannte adaptogene Pflanze. Das bedeutet, sie erhöht die natürliche Widerstandskraft der Nerven, indem sie die übermäßige Ausschüttung des Stresshormons Cortisol hemmt.
Anwendungstipp: Morgens und mittags 200 Milligramm Rosenwurz-Extrakt einnehmen. Die Wirkung ist nach circa zwei Wochen spürbar.

Wärme

Wärme fördert die Durchblutung. Dadurch ist der Körper in der Lage, Schmerzstoffe schneller abzutransportieren und die Muskulatur kann sich entspannen. Ich rate jedoch davon ab, Wärmesalben oder -pflaster zu benutzen, denn die Temperatur muss in der Tiefe wirken. Das schaffen Präparate mit Pfeffer- oder Chiliextrakten nicht. Sie erwärmen nur die oberen Hautschichten.

Zur Wärmebehandlung geeignet sind dagegen eine Wärmflasche, ein erhitztes (aber nicht zu heißes!) Kirschkernkissen, ein über Wasserdampf erwärmter Heublumensack oder Wärmeumschläge mit Eisenpulverzellen, die beim Kontakt mit dem Sauerstoff der Luft automatisch eine acht Stunden anhaltende angenehme Tiefenwärme erzeugen. Legen Sie den Wärmespender einfach auf die schmerzende Stelle und ruhen dann für 45 Minuten. Den Wärmeumschlag legen Sie am besten über Nacht an. Das hat gegenüber einer Wärmflasche oder einem Kirschkernkissen den Vorteil, dass die Muskeln über Stunden gewärmt werden und so nachhaltiger entspannen können.

!

Probieren Sie aus, ob bei Ihnen Wärme oder Kälte wirkt. Das ist individuell unterschiedlich.

Auch ein warmes Bad wirkt schmerzlindernd. Bei einer Wassertemperatur von 36 bis 37 °C können sich die Muskeln am besten entspannen. Durch den Zusatz ätherischer Öle lässt sich die Relax-Wirkung verstärken. Wenn die Verspannung stressbedingt ist, 12 Tropfen Lavendelöl als Badezusatz nehmen. Bei Verspannung durch eine Überlastung der Muskulatur hat sich die durchblutungsfördernde Kombination aus 12 Tropfen Wacholderöl und 12 Tropfen Fichtennadelöl bewährt. Damit das Öl nicht nur auf der Wasseroberfläche schwimmt und sich als Film auf die Haut legt, muss es emulgieren, das heißt mit 100 ml Sahne oder 4 EL grobem Meersalz vermischt werden. 20 bis 30 Minuten baden, danach mindestens noch 30 Minuten ruhen.

Rotlichtlampen, auch Infrarotlichtlampen genannt, fördern ebenfalls die Durchblutung und geben eine angenehme Wärme ab. Um eine gute Wirkung zu erzielen, die betroffene Region des

Rückens 1-mal täglich für 15 bis 30 Minuten bestrahlen. Bei Bedarf können Sie Rotlicht aber auch 2- bis 3-mal am Tag anwenden. Grundsätzlich gilt: Halten Sie 30 bis 50 cm Abstand zur Lampe ein und sollte es zu einer schmerzhaften Hautreizung kommen, brechen Sie die Behandlung sofort ab. Wichtig: Tragen Sie außerdem eine Schutzbrille, denn Infrarotstrahlen können auch bei geschlossenen Liedern in die Augen vordringen.

Bei starken Verspannungen können Sie sich vom Orthopäden Physiotherapie in Form von Fango-, Naturmoor- oder Warmluft-Anwendungen verschreiben lassen.

Kälte

Bei akuten Entzündungen und Nervenreizung eignen sich Kältepackungen zur Schmerzlinderung. Eine Entzündung erkennen Sie in der Regel daran, dass das Gewebe geschwollen, heiß und/oder gerötet ist. Ein gereizter Nerv kann zu kribbelnden, brennenden, plötzlichen Schmerzen führen. Durch den Kältereiz ziehen sich die Blutgefäße zusammen. Das verringert die Durchblutung des Gewebes und die Schwellung geht zurück. Kälte hemmt zudem die Schmerzleitung der Nervenfasern.

Bei einer Nervenreizung legen Sie die Kühlpackung für 1 bis 3 Minuten auf die betroffene Stelle, bei Entzündungen 20 bis 30 Minuten. Geeignet sind Eisbeutel, Kältepacks und gekühlte Kirschkernkissen.

Wichtig: Die Kältepackung immer mit einem Tuch umwickeln. Denn gelangt Eis direkt auf die Haut, kann es zu einer Kälteverbrennung kommen.

> **!**
> Plötzliche Kälte auf der Haut kann dazu führen, dass die oberen und manchmal auch die tieferen Hautschichten abfrieren. Das nennen Mediziner Kälteverbrennung.

Stufenlagerung

Diese Entlastungshaltung hilft bei vielen akuten Rückenbeschwerden – beispielsweise durch Facettenschmerzen, einen verengten Spinalkanal oder Bandscheibenschäden. Dafür legen Sie sich flach auf den Rücken, am besten auf eine warme Decke. Die

Beine lagern Sie so, dass Sie die Unterschenkel im rechten Winkel zu den Oberschenkeln ablegen können. Dafür eignen sich zum Beispiel ein Sofa, ein Sessel oder auch ein Wasserkasten mit einem Kissen darauf. Stützen Sie Ihren Kopf mit einem kleinen Kissen oder einer Nackenrolle.

In der Stufenlagerung entspannen Ihre Muskeln. Außerdem wird Druck von den Gelenken und der Wirbelsäule genommen. Da das Rückgrat in dieser Position leicht gestreckt wird, beruhigen sich auch gereizte Nerven etwas.

Bei Bedarf können Sie mehrmals täglich in die Stufenlagerung gehen – jeweils für mindestens 15 Minuten.

In den Schmerz dehnen

Stretching ist nicht nur sinnvoll, um Rückenbeschwerden vorzubeugen. Sind die Muskeln bereits verspannt oder die Faszien verfilzt, kann Dehnen auch eine sehr effektive Maßnahme sein, die Schmerzen zu lindern oder sogar verschwinden zu lassen. Typische Problemzonen dafür sind die Nacken- und Brustmuskulatur, der untere Rücken und die Hüftbeuger.

Es gibt das statische und das dynamische Dehnen:

- Beim statischen Dehnen gehen Sie in die Dehnposition und bleiben dort: für 15 bis 20 Sekunden, wenn die Muskulatur nur etwas gelockert werden soll; für 30 bis 60 Sekunden, wenn Sie starke Verspannungen haben. Nach einer kurzen Pause wiederholen Sie die Übung noch ein-, zweimal und gehen dabei ein bisschen weiter in die Dehnposition.
- Beim dynamischen Dehnen federn Sie leicht immer etwas weiter in die Position hinein. Dieses Stretching kann Sportlern mit einer fitten Muskulatur und viel Dehnerfahrung gut tun. Zur Lösung von schmerzhaften Verspannungen ist es jedoch nicht geeignet. Denn beim schwungvollen Wippen in die Dehnung besteht die Gefahr, dass Sie die Muskulatur überspannen und sich eine Zerrung holen.

Wichtig: Vor jedem Dehnen die Muskeln etwas aufwärmen, beispielsweise indem Sie ein, zwei Minuten auf der Stelle hüpfen oder laufen. Gehen Sie stets langsam und vorsichtig mit der Ausatmung in die Dehnung hinein. Bei einer schnellen, ruckartigen Bewegung besteht die Gefahr, dass der Muskel eine Gegenspannung aufbaut und damit noch fester wird. Die Dehnung darf deutlich spürbar sein, soll aber nie richtig wehtun.

Orthopädische Rückenstützgürtel

Spezielle Rückenstützgürtel oder -bandagen mit anatomischer Passform eignen sich beispielsweise bei einem Bandscheibenschaden, einer Überlastung des Rückens, nach Verletzungen oder einer Operation. Die Orthesen und Bandagen …

- wirken aktivierend auf Knochen, Muskeln und Gelenke.
- lindern, entlasten und nehmen Schmerzen.
- fördern die Beweglichkeit.
- schützen vor Überlastung.
- beugen einer schmerzbedingten Fehlhaltung vor.
- helfen der Muskulatur, sich zu entspannen.

!

Eine Orthese ist ein orthopädisches Hilfsmittel – etwa ein Rückenstützgürtel. Damit lässt sich die Wirbelsäule aufrichten und entlasten, was wiederum Schmerzen lindert.

Ich habe selbst einen Bandscheibenvorfall hinter mir und trage heute manchmal präventiv einen Rückenstützgürtel – zum Beispiel, wenn ich einen Schrank aufbaue oder bei anderen Tätigkeiten, die den Rücken stärker als üblich belasten. Bei akuten Schmerzen sollten Sie den Stützgürtel jedoch möglichst den ganzen Tag über anbehalten. Keine Angst, Ihre Rumpfmuskulatur baut sich durch den Stützeffekt nicht ab.

Orthopädische Rückenstützgürtel können Sie sich von Ihrem Orthopäden verschreiben lassen. Bei einigen Modellen beteiligen sich die gesetzlichen Krankenkassen an den Kosten. Ein Rückenstützgürtel ist sehr fest. Deshalb sollte er optimal passen, sonst kann es unangenehm werden, ihn zu tragen. Daher ist es ratsam, vor dem Kauf Rücksprache mit Ihrem Orthopäden zu

!

Ein Rückenstützgürtel hat vor allem eine Stützfunktion und ist entsprechend sehr stabil – z. B. durch integrierte Aluminiumstäbe. Die wesentlich weichere und flexiblere Rückenbandage soll vor allem schmerzfreies Bewegen ermöglichen.

halten, welches für Sie das passende Modell in der richtigen Größe ist.

Die viel weicheren, anpassungsfähigeren Rückenbandagen sind dagegen auch zur Eigentherapie geeignet. Es gibt sie freiverkäuflich im Sanitätsfachhandel.

TENS-Gerät

Wenn verspannte Muskeln die Schmerzursache sind, verschreibe ich meinen Patienten manchmal Strom zur Selbstbehandlung in Form eines TENS-Geräts. TENS steht für transkutane elektrische Nervenstimulation und funktioniert so: Das Gerät – kaum größer als ein Mobiltelefon – wird über vier bis acht selbstklebende Elektroden mit der Haut verbunden. Sie werden in der Regel im Bereich der schmerzenden Stelle platziert. Bei einem TENS-Gerät können Sie verschiedene Programme und die Intensität der Stromimpulse selbst einstellen. Diese werden dann vom Gerät auf den Körper übertragen, und der Strom reizt die im Gewebe liegenden Nerven:

- Bei Stimulation in hohen Frequenzen mit 80 bis 150 Hertz wird die Signalweiterleitung ans Gehirn und damit die Schmerzwahrnehmung unterbrochen. Mit dieser Stromstärke lassen sich vor allem lokale und akute Schmerzen kurzfristig lindern. Das jeweils passende Programm sollten Sie täglich 2- bis 4-mal für je 15 Minuten anwenden. Die Stromimpulse fühlen sich mäßig bis leicht stark an – wie ein Ameisenlaufen oder Kribbeln.
- Niedrige TENS-Frequenzen von 2 bis 4 Hertz sollen das Gehirn dazu anregen, Botenstoffe auszuschütten, die das Schmerzempfinden dämpfen. Diese Form der Therapie ist vor allem bei chronischen Verspannungen zu empfehlen: 4- bis 5-mal täglich für jeweils 30 Minuten. Den Strom spüren Sie als deutliches Pulsieren oder Zucken. Das Ganze soll aber nicht richtig wehtun.

Der Erfolg der TENS-Therapie ist in der Regel eine Zeitfrage. Je länger Sie schon an den Beschwerden leiden, desto mehr Geduld und Anwendungen werden nötig sein, bis ihre Wirkung deutlich spürbar ist.

Ein TENS-Gerät kann je nach der Anzahl seiner Kanäle, Elektroden, Programme und Anwendungsmöglichkeiten stark im Preis schwanken – von 40 Euro bis über 300 Euro ist alles möglich. Auf Antrag übernehmen die gesetzlichen Krankenkassen bei bestimmten Schmerzzuständen die Kosten für die Miete eines TENS-Gerätes für bis zu drei Monate. Ähnlich wie bei einem Rezept für ein Medikament fällt aber eine geringe Zuzahlung für den Patienten an. Wer ein Gerät kaufen möchte, sollte sich am besten mit seinem Orthopäden beraten.

Kinesiotaping

Sie haben sicher schon mal bei Fußball- oder Tennisprofis bunte Bänder auf der Haut gesehen. Sie heißen Kinesiologie- oder kurz Kinesiotapes. Ihre Wirkung ist wissenschaftlich nicht eindeutig bewiesen, doch nach meiner Erfahrung können diese hochelastischen und selbstklebenden Textilbänder gut gegen Verspannungen im Rücken- und Nackenbereich helfen. Ihr Vorteil: Sie stützen die Muskeln und Faszien zwar, schränken dabei aber nicht ihre Beweglichkeit ein. Damit setzt Taping einen positiven Kreislauf in Gang: Erst lindern die Bänder den Schmerz. Das verbessert die Beweglichkeit und dadurch reduziert sich wiederum der Schmerz. Der große Vorteil der Bänder: Anders als Schmerzmittel haben sie keine Nebenwirkungen – es sei denn, Ihre Haut reagiert allergisch auf den enthaltenen Klebstoff.

Physiologisch lässt sich die Wirkung des Tapens so erklären: Das Band hebt die oberste Hautschicht leicht an. Dadurch fließen Blut und Lymphflüssigkeit besser, was wiederum die Sauerstoff- und Nährstoffversorgung im Gewebe optimiert und zudem den Abtransport von Entzündungsstoffen erleichtern soll. Zudem lassen sich sehr wahrscheinlich auch Schmerzsensoren, Sehnenrezeptoren, Faszien und Nervenzellen durch den Zug der elastischen Bänder beeinflussen.

Kinesiotaping wird von vielen Physiotherapeuten angeboten. Die Kosten liegen je nach Tapeverband zwischen 5 und 20 Euro pro Sitzung. Die gesetzlichen Krankenkassen übernehmen die Kosten der Behandlung nicht, private manchmal.

Doch Sie können sich bei der ersten Sitzung vom Physiotherapeuten zeigen lassen, wie sich Ihr Rückenproblem in Eigenregie tapen lässt. Gegebenenfalls machen Sie ein Foto von Ihrem Rücken mit dem Smartphone zur Erinnerung.

!

Lassen Sie sich nicht von der Farbenvielfalt der Kinesiotapes verwirren. Ob Sie ein blaues, rotes oder gelbes aufkleben, spielt keine Rolle.

Tape-Bänder gibt es normalerweise in Fünf-Meter-Rollen mit einer Breite von fünf Zentimetern. Sie bekommen Sie freiverkäuflich in Apotheken oder im Onlineversand. Erkundigen Sie sich vor dem Kauf, ob das Band gut und lange klebt.

Das sollten Sie grundsätzlich beim Tapen beachten:

- Je nach Beschwerdebild kleben Sie die Streifen einzeln oder zu mehreren auf den schmerzenden Bereich der Wirbelsäule. Beim Anlegen müssen Sie die Streifen etwas dehnen.
- Ihre Haut sollte sauber, trocken und frei von Cremeresten sein, sonst haftet der Kleber schlecht. Stark behaarte Stellen besser vorher rasieren.
- Durch das Abrunden der Ecken des Tape-Streifens vermeiden Sie, dass sich die Ecken und damit die Streifen schnell wieder ablösen.
- Nach dem Anlegen streichen Sie die Bänder richtig gut fest. Dabei Falten möglichst vermeiden.
- Sollte die Haut unter der beklebten Stelle jucken, entfernen Sie das Tape. Denn das ist ein Zeichen für eine allergische Reaktion der Haut.

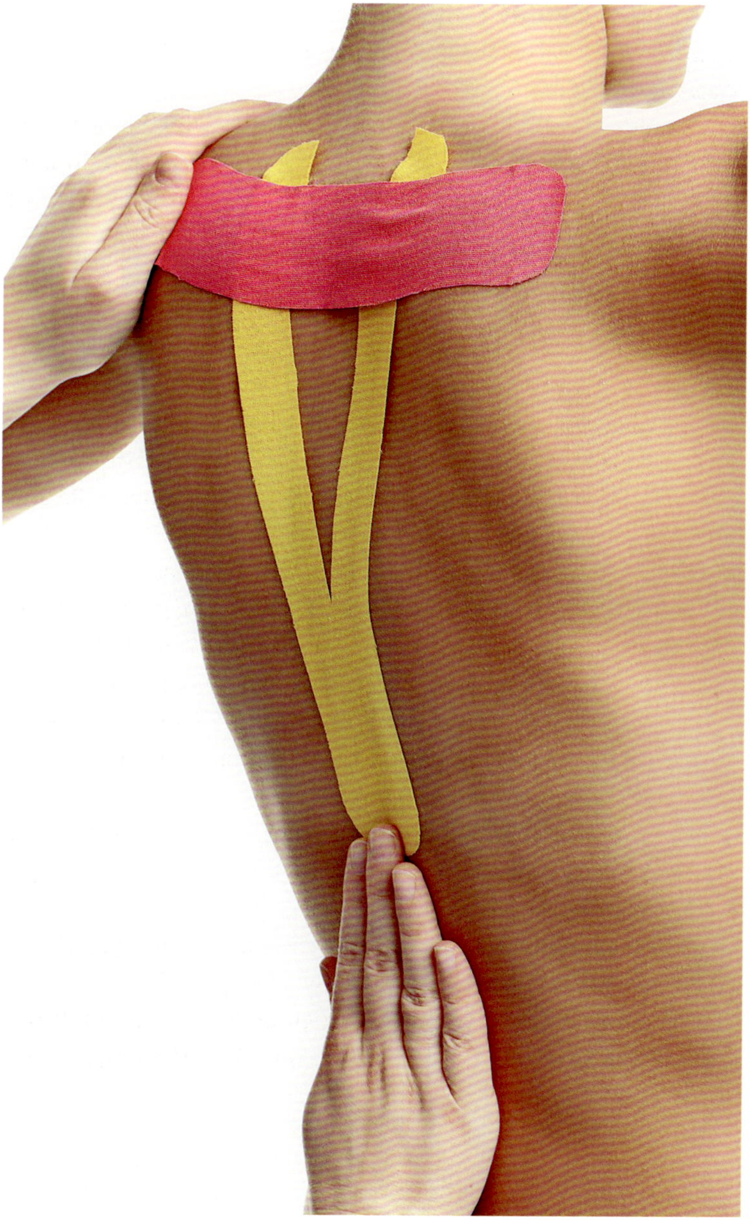

Mit etwas Übung können Sie auch in Eigenregie tapen.

Kinesiotapes können mehrere Tage auf der Haut bleiben und überstehen auch das Duschen. Doch spätestens nach einer Woche sollten sie entfernt werden: Feucht lassen sich die Bänder am besten ablösen.

Mein Tipp: Probieren Sie es mit Osteopathie!

Diese ganzheitliche manuelle Therapie können Sie zwar nicht selbst an sich durchführen, aber sich selbst verschreiben. Besonders wenn eine lange Schon- oder Fehlhaltung zu einer verspannten Muskulatur, verfilztem Fasziengewebe und damit auch zu einer Bewegungseinschränkung geführt haben, kann diese Behandlung sinnvoll sein. Die Osteopathie gründet auf der Annahme, dass sich unser Körper selbst regulieren, also heilen, kann. Voraussetzung dafür ist jedoch, dass all seine Strukturen – das sind zum Beispiel Muskeln, Faszien und Gelenke – gut beweglich sind und somit auch gut mit Nährstoffen versorgt werden.

Vor der manuellen Behandlung begutachtet der Therapeut erst einmal den Körper seines Patienten im Stehen und Gehen, um eine Fehl- oder Schonhaltung zu erkennen. Außerdem untersucht der Osteopath manuell das Gewebe des ganzen Körpers, um Gewebespannungen aufzuspüren. Diese löst er dann durch bestimmte Grifftechniken und versetzt den Körper dadurch wieder in die Lage, sich selbst zu regulieren.

Die Osteopathie gehört nicht zum Leistungskatalog der gesetzlichen Krankenkassen. Viele Kassen führen sie jedoch als ergänzende Leistung und erstatten zumindest einen Teil der Kosten unter bestimmten Voraussetzungen. Nachfragen lohnt sich also! Denn der Preis für eine Osteopathie-Sitzung beginnt ab circa 90 Euro.

Selbstbehandlung – bei diesen Beschwerden hilft sie

Sie haben jetzt bereits eine ganze Palette an Selbsthilfemaßnahmen kennengelernt. Nun erkläre ich Ihnen, wann Sie was einsetzen können: Wie sehen die häufigsten Beschwerdebilder aus, was sind ihre Ursachen und was bringt Ihnen schon zuhause schnell Linderung? Wann ist es besser zum Arzt zu gehen?

Verspannungen

Ihre Nackenregion ist hart wie ein Brett, sodass Sie den Kopf kaum noch drehen können? Oder zieht es im unteren Rücken und macht Sitzen zur Qual? Im Laufe seines Lebens hat jeder Zweite von uns mit muskulären Verspannungen zu kämpfen. Dabei bilden sich in aller Regel kleine Muskelknoten, sogenannte Triggerpunkte, von denen die Schmerzen ausstrahlen. Meine Patienten kommen am häufigsten wegen Schmerzen im Schulter-Nacken- oder Lendenbereich.

> !
> Brustwirbelsäule = BWS
> Halswirbelsäule = HWS
> Lendenwirbelsäule = LWS

Symptome: brennende, stechende oder krampfhafte Schmerzen im Rücken, die dauerhaft oder nur bei bestimmten Bewegungen sowie bei Dehnung auftreten. Etwa jeder Fünfte hat eine akute Verspannung. Das heißt, man wacht morgens auf und kann sich kaum bewegen. Bei den meisten Menschen schaukeln sich Verspannungen jedoch über Wochen und Monate auf. Werden sie chronisch, strahlen sie oft aus. Dann kommt es zum Beispiel zu Kopf-, Nacken- und Armschmerzen. Die Finger, Arme und Beine können taub werden.

> !
> Auch Probleme an Zähnen oder Kiefer können Verspannungen verursachen.

Ursache: zu viel Sitzen, zu wenig Bewegung, Fehlhaltung und Zugluft. Zudem verhärtet psychische Belastung die Muskulatur, denn Stresshormone erhöhen ihre Spannung. Was oft vergessen wird: Auch Zahnfehlstellungen, zu hohe Kronen, ein falscher Biss oder eine Fehlstellung im Kiefergelenk können zu Verspannungen vom Nacken bis zum unteren Rücken führen. Ärzte sprechen dann von der craniomandibulären Dysfunktion (CMD).

Diagnostik: Eine Muskelverspannung ertastet der Arzt als harten Strang oder Knoten. Es muss ausgeschlossen werden, dass ein Nerv betroffen ist – etwa weil ein Bandscheibenvorfall auf ihn drückt – und dass Muskulatur verletzt wurde.

SOS-Hilfe: Leichte Beschwerden bessern sich durch vorsichtiges Dehnen der Muskeln. Auch Wärme tut gut. So können Sie Triggerpunkte selbst sanft dehnen: Einen Finger auf die Stelle legen und den Punkt mit leichtem Druck in verschiedene Richtungen schieben, bis die Verhärtung spürbar nachlässt. Die Anwendung eines TENS-Gerätes 2- bis 4-mal täglich für je 15 Minuten stoppt den Schmerzreiz. Bei starken Beschwerden können Sie drei, vier Tage ein entzündungshemmendes, schmerzlinderndes, rezeptfreies nichtsteroidales Antirheumatikum (NSAR) einnehmen. Und: Sobald es geht, gegen den Schmerz dehnen. Auch das Aufkleben von Kinesiotapes im Bereich der Verspannung kann die Muskulatur entlasten und sie dadurch entspannen.

Zum Arzt: Wenn sich nach zwei bis drei Wochen keine Besserung zeigt, sollten Sie zum Arzt gehen. Meist wird er zunächst ein Muskelrelaxans verschreiben. Wenn die Tabletten nach zwei, drei Tagen nicht wirken, lassen sich Triggerpunkte direkt durch neuraltherapeutische Lokalanästhesie betäuben. Dadurch kann sich der Muskel wieder entspannen. Diese Spritzen sind gut verträglich, denn sie sind niedrig dosiert und wirken nur lokal. Gute Erfolge habe ich auch mit Akupunktur, bei der die Nadeln direkt in die Triggerpunkte gestochen werden. Im Bereich der Lendenwirbelsäule ist das eine Kassenleistung. Wenn ein Patient weder Spritzen noch Nadeln möchte, behandle ich die Schmerzpunkte mit speziellen Stoßwellen oder Magnetimpulsen. Bei hartnäckigen Verspannungen können zudem Osteopathie und/oder manuelle Therapie sinnvoll sein. Von klassischen Massagen rate ich jedoch ab, denn: Triggerpunkte wollen gedehnt, nicht massiert werden.

Vorbeugung: Sorgen Sie täglich im Alltag für Bewegung, denn trainierte Muskeln, die regelmäßig zwischen einer entspannten und angespannten Phase wechseln, sind deutlich weniger anfällig für Verspannungen als eine nicht trainierte Muskulatur. Wenn Stress die Muskeln verhärtet, können auch Muskelrelaxation nach Jacobson, Yoga, Qigong oder Tai Chi (siehe Seite 84) den Körper und Geist entspannen. Zudem ist ausreichend Nachtruhe wichtig. Denn nur in den Tiefschlafphasen lässt die Muskulatur im gesamten Körper richtig locker. Wer in stressigen Zeiten Schlafstörungen hat, kann seine Nerven mit Lavendel, Hopfen, Baldrian, Passionsblume und Johanniskraut (z. B. als Teemischung) beruhigen.

Gut zu wissen: Mittlerweile gibt es das Krankheitsbild Handynacken. Dahinter steckt nichts anderes als Muskelverspannungen im Nacken- und Schulterbereich. Sie entwickeln sich durchs ständige nach unten Schauen aufs Smartphone, Tablet oder E-Book. Der gesenkte Kopf ist ein Kraftakt für die HWS. Laut einer Studie des New Yorker Wirbelsäulenspezialisten Ken Hansraj neigt sich dabei der Hals meist um 60 Grad nach unten. Dann ziehen fast 30 Kilo mehr an den Muskeln als in aufrechter Haltung. Damit der Umgang mit dem Smartphone tatsächlich smart bleibt, rate ich Ihnen, bewusst das Gerät immer wieder wegzulegen und den Nacken-Schulterbereich zu dehnen (siehe „Topfit im Büro", Seite 132). Wer lange oder viel telefoniert, sollte ein Headset verwenden.

Spannungskopfschmerzen

Was hat Kopfweh in einem Buch über Rückenschmerzen zu suchen? Tatsächlich ist es gar nicht so selten, dass die Ursache für Kopfschmerzen oder Migräne im Rücken liegt.

Symptome: Der Schmerz breitet sich helmartig über den ganzen Kopf aus.

Ursache: Verspannungen ziehen von der HWS bis hoch in den

Kopf. Am Hinterkopf befindet sich ein großes Areal für Triggerpunkte, weil dort filigrane Muskeln an der Wirbelsäule ansetzen. Auslöser für die muskulären Beschwerden sind zum Beispiel CMD mit nächtlichem Zähneknirschen, Stress, Burn-out, Fehlhaltung oder körperliche Überlastung wie der „Handynacken".

Diagnose: Anamnese und Abtasten des Nacken- und Kopfbereichs.

SOS-Hilfe: Mit vorsichtigen Faszien- und Dehnübungen (siehe Übungsteile ab Seite 126 und Seite 116) sowie Wärme schaffen Sie erste Erleichterung. Tauchen Sie ein Handtuch in körperwarmes Wasser, wringen Sie es aus und rollen Sie es auf. Diese Rolle legen Sie in den Nacken, bis das Handtuch abkühlt. Die Kombination aus Feuchtigkeit und Wärme verstärkt die Wirkung der Anwendung. Denn es werden gleich zwei Reize reflexartig über Nervenbahnen in der Haut an die Muskulatur geleitet.

!

Mit Anamnese ist das Gespräch zwischen Arzt und Patient gemeint. Dabei werden gezielt Fragen zu Beschwerden, Lebensgewohnheiten und früheren Erkrankungen geklärt.

Damit sich die Muskeln danach nicht gleich wieder verspannen, noch einmal eine heiße Rolle machen oder eine Wärmflasche für mindestens eine halbe Stunde auf den Nacken legen. Auch NSAR können helfen, nicht aber die klassischen Kopfschmerz-Wirkstoffe wie Paracetamol oder Acetylsalicylsäure. Denn sie haben keinen Einfluss auf Triggerpunkte.

Zum Arzt: Wenn sich nach ein, zwei Wochen keine Besserung zeigt, ist ein Arztbesuch nötig. Ich verschreibe dann beispielsweise ein Muskelrelaxans. Wenn das nicht hilft, behandele ich mit Akupunktur, neuraltherapeutischer Lokalanästhesie in die Triggerpunkte oder in seltenen Fällen auch mit dem Nervengift Botox, das als Medikament für muskuläre Verspannungen zugelassen ist.

Vorbeugung: siehe bei Verspannungen.

Hexenschuss

Viele Menschen sprechen bei plötzlich auftretenden, starken Rückenschmerzen von Hexenschuss – von Medizinern auch Lumbago genannt. Oft hat man dabei eine Art Sperregefühl im Rücken und kann sich nicht mehr aufrichten. Ein Hexenschuss ist keine Erkrankung, sondern ein Symptom. Schuld daran können zum Beispiel ein eingeklemmter Ischias oder eine ausgeprägte Muskelverspannung sein, aber auch ein Bandscheibenvorfall oder eine Spinalkanalstenose. Als erste SOS-Maßnahme hilft die Stufenlagerung. Klingt der Schmerz nach zwei bis drei Tagen nicht ab, gehen Sie zum Arzt, um die Ursache abklären zu lassen. Die Bezeichnung Hexenschuss stammt übrigens aus dem Mittelalter. Damals glaubte man, dass Hexen und Kräuterfrauen mit ihrem bösen Blick die plötzlichen Schmerzen ins Kreuz zaubern.

Blockaden in der Wirbelsäule

Sie fühlen sich plötzlich steif und bestimmte Bewegung schmerzen? Dann handelt es sich sehr wahrscheinlich um eine Blockade im Rücken. Eine dauerhaft verspannte Muskulatur begünstigt, dass es dazu kommt. Blockaden können die ganze Wirbelsäule betreffen, klassisch treten sie jedoch im Iliosakralgelenk auf.

Symptome: Ein stechender, einseitiger und gut eingrenzbarer Schmerz.

Ursache: Die kleinen Flächen der Wirbelgelenke können sich bei abrupten Hebe- oder Drehbewegungen zu nahe kommen und verhaken. Auch eine lange Zwangshaltung, etwa beengtes Sitzen auf langen Flügen, kann zu Blockaden führen.

Diagnostik: Eine gründliche Anamnese, manuelle Untersuchung und spezielle Funktionstests mit der Hand.

SOS-Hilfe: Blockaden können sich von allein im Schlaf lösen, wenn der ganze Körper entspannt. Ein warmes Bad mit Lavendelöl vor dem Zubettgehen unterstützt die Selbstheilung ebenso wie die sanfte Dehnung des betroffenen Bereichs.

!

Bei einer manuellen Untersuchung tastet der Arzt den betroffenen Körperbereich ab.

Zum Arzt: Wenn die Schmerzen nach einer Woche nicht nachlassen, sollten Sie einen Mediziner aufsuchen. Ich löse die Blockaden durch Chirotherapie – es sei denn, die HWS ist betroffen. Sie ist so empfindlich, dass deblockieren gefährlich sein kann. Bei manchen Patienten muss ich die Verhakung im betroffenen Wirbel zwei, drei Tage nacheinander lösen, bis die Behandlung nachhaltig wirkt. Wenn nötig verschreibe ich ein Muskelrelaxans. Außerdem empfehle ich, Wärme auf die betroffene Stelle zu geben und Kinesiotapes anzulegen, damit die Muskeln dort lang und entspannt bleiben.
Vorbeugung: Alles, was Muskeln geschmeidig macht und Stress abbaut sowie ergonomisches Heben und körpergerechte Bewegungen (siehe Seite 76) dient der Vermeidung von Blockaden.

Gut zu wissen: Muss bei einer Blockade in der Wirbelsäule ein Röntgenbild gemacht werden? Nicht unbedingt. Nur wenn man nach einem Unfall eine andere Ursache für die Schmerzen ausschließen muss. Normalerweise ist Röntgen erst dann sinnvoll, wenn die Schmerzen auch nach mehrwöchiger Therapie nicht verschwinden. Eine Studie der Techniker Krankenkasse zeigte: In Deutschland werden pro Jahr 50 000 Patienten mit unkomplizierten Rückenschmerzen vorschnell geröntgt.

Facettenschmerzen

Bereits ab dem 20. Lebensjahr verändern sich unsere Facettgelenke. Durch die Abnutzung der Gelenkknorpel verringert sich der Abstand zwischen den Wirbelkörpern. Der Organismus versucht, das auszugleichen, indem er mehr Knochenmasse bildet. Dann können kleine Wülste und Zacken entstehen und die Nervenfasern reizen.
Symptome: Ein gürtelförmiger Schmerz, der sich vom Rücken in die Brust oder den Bauch nach vorn zieht – je nachdem, ob die BWS oder die LWS betroffen ist. Die Beschwerden können auch

positionsabhängig sein oder nur im Liegen auftreten, weil dann mehr Druck auf die Facetten kommt.

Ursache: Altersbedingter Verschleiß, unter anderem durch dauerhafte Fehlhaltung – etwa ein starkes Hohlkreuz – oder Überlastung der Wirbelsäule. Das führt zu Entzündung und einem Erguss um die betroffene Facette. Dadurch entstehen die Schmerzen.

Diagnostik: Gründliche Anamnese, Ultraschall und falls dann noch Unklarheit herrscht, ob die Facetten die Schmerzen auslösen, eine Kernspintomografie.

SOS-Hilfe: Tauchen die Schmerzen nur nachts auf, hilft oft eine Veränderung der Schlafposition. Bei nur leichten Beschwerden kann die Stufenlagerung Besserung bringen: Probieren Sie es mindestens 2- bis 3-mal täglich für je 15 Minuten. Auch Wärme kann gut tun, bei manchen Menschen hilft Kälte besser. Schwimmen, Radfahren oder Spazierengehen sind ebenfalls hilfreich.

Zum Arzt: Bei starken Schmerzen gehen Sie besser sofort zum Orthopäden, bei leichten nur, wenn sie nach zwei bis drei Wochen Selbstbehandlung nicht besser werden. Ich verschreibe meinen Patienten NSAR und bei Bedarf Krankengymnastik zum Muskelaufbau. Werden die Schmerzen dadurch nicht besser, kann eine ultraschallgesteuerte Kortison-Injektion oder Lokalanästhesie in die Facette helfen.

Vorbeugung: Schulen Sie Ihr Körperbewusstsein (siehe Seite 76) und achten Sie auf eine gute Haltung. Außerdem empfehle ich, die Rumpfmuskulatur zu stärken (siehe Übungen ab Seite 106).

Gut zu wissen: Manche Patienten verweigern eine Kortison-Spritze, weil sie Angst vor den Nebenwirkungen haben. Doch Kortison wird heute wesentlich niedriger dosiert eingesetzt als früher und ist entsprechend weitaus besser verträglich. Außerdem gibt es ein besonderes Kortison, das aus Kristallen besteht. Es wirkt weitgehend lokal und bildet ein Depot, das sich langsam über sieben bis zehn Tage auflöst.

!

Die Ultraschall-Untersuchung arbeitet mit Schallwellen. Sie werden vom Körper zurückgeworfen. Das erzeugt ein Bild von der untersuchten Körperregion auf einem Monitor.

Bandscheibenbeschwerden

Egal ob Vorfall oder Vorwölbung, der Schmerz kommt erst, wenn die Bandscheibe auf einen Nerv trifft. In aller Regel betrifft es die HWS und LWS.

Symptome: Bei 50 Prozent der Betroffenen beginnen die Beschwerden schleichend und werden mit der Zeit immer schlimmer. Typisch sind brennende, stechende Nervenschmerzen im Rücken. Drückt die Bandscheibe in der HWS auf einen Nerv, kann der Schmerz in den Arm ausstrahlen, ist die LWS betroffen ins Bein. Das führt häufig auch zu Muskelschwäche im Arm oder Bein und im schlimmsten Fall zu einem tauben Gefühl und – wenn Nerven absterben – zur Lähmung.

!

Frauen haben öfter Bandscheibenvorfälle als Männer, weil ihr Bindegewebe schwächer ist.

Ursache: Zum einen begünstigt der normale altersbedingte Verschleiß, dass es zu einem Bandscheibenschaden kommt. Frauen sind häufiger betroffen als Männer. Der Grund: Der faserige Ring, der den weichen Kern des Puffers zwischen den Wirbeln umschließt, besteht aus Bindegewebe. Das weibliche Bindegewebe ist in der Regel schwächer als das männliche. Ab 40 Jahren lässt seine Spannkraft langsam nach. Deshalb kann der weiche Gallertkern der Bandscheibe nach außen drücken. Zum anderen können Fehlbelastungen durch zu viel Sitzen, zu wenig oder zu einseitige Bewegung sowie psychische Belastung den Polstern der Wirbelsäule zu schaffen machen, denn Stresshormone erhöhen die Muskelspannung.

Diagnostik: Meist zeigen Anamnese und die Untersuchung beim Orthopäden, wo der Schaden sitzt. Strahlt der Schmerz beispielsweise in den Daumen aus, ist mit ziemlicher Sicherheit der C6 in der HWS betroffen. Dieser Verdacht wird dann durch eine Kernspintomografie überprüft. Die Aufnahmen machen sichtbar, wo genau der Bandscheibenschaden sitzt und ob es sich um einen Vorfall oder eine Vorwölbung handelt. Dabei sollte man wissen: Nicht jeder Verschleiß, der sich auf den Bildern zeigt, ist behandlungsbedürftig. Außerdem überweise ich Patienten an einen Neurologen. Mithilfe der Elektromyografie (EMG) kann dieser gezielt testen, ob Nerven akut gefährdet sind.

SOS-Hilfe: Mäßige Schmerzen lindern NSAR und die Stufenlagerung – mindestens 2- bis 3-mal täglich für je 15 Minuten und bei Bedarf. Ob Wärme guttut, ist individuell verschieden. Sitzen Sie möglichst wenig, bevorzugen Sie das Liegen. Spazierengehen fördert den Selbstheilungsprozess. Durch die sanfte Bewegung wird die Rückenmuskulatur besser durchblutet und kann sich entspannen. In der Regel dauert es vier bis sechs Wochen, bis der Gallertkern eintrocknet und der Druck auf den Nerv nachlässt. Einen Rückenstützgürtel zu tragen, entlastet die betroffene Region der Wirbelsäule. Alternativ lässt sie sich auch durch Kinesiotapes etwas stabilisieren. Bei Bandscheibenbeschwerden verspannt sich die Rückenmuskulatur im betroffenen Bereich meist sehr. Um diese Schmerzen zu lindern, können Sie 2- bis- 4-mal täglich das TENS-Gerät anwenden.

Zum Arzt: Bei starken und/oder in den Arm bzw. ins Bein ausstrahlenden Beschwerden sofort. Beim Großteil der Patienten genügt eine konservative Behandlung, die vor allem darauf abzielt, mit NSAR Schmerzen zu lindern und durch ein Muskelrelaxans verhärtete Muskeln zu lockern. Außerdem sollten Sie sobald wie möglich mit manueller Therapie beginnen. Ist die LWS betroffen, übernehmen auch die gesetzlichen Krankenkassen die Kosten für zehn Akupunktur-Behandlungen. Sitzt der Vorfall in der HWS, muss das Nadeln selbst bezahlt werden. Eine Behandlung kostet circa 20 Euro. Doch diese Investition lohnt sich für viele Patienten.

Werden Schmerzen chronisch, arbeite ich mit dem sogenannten SpineMed-Tisch. Diese Strecktherapie dehnt sanft per Computersteuerung den betroffenen Zwischenwirbelraum und entlastet damit die Bandscheibe. Für eine dauerhafte Besserung sind in der Regel 10 bis 15 Behandlungen notwendig. Pro Sitzung kostet das etwa 45 Euro. Zum SpineMed-Tisch kombiniere ich häufig die sogenannte CT-gesteuerte Periradikuläre Therapie (PRT). Dabei führe ich unter computertomografischer Bildgebung feine Nadeln millimetergenau an den Bandscheibenvorfall heran. Dann wird eine entzündungshemmende Mischung aus Kochsalz und Kortison gespritzt (Kassenleistung).

Bei schweren Vorfällen muss der vorgefallene Gallertkern manchmal durch eine minimalinvasive Operation, die mit kleinsten Schnitten und Endoskop durchgeführt wird, verkleinert werden. Dafür ist ein kurzer Krankenhausaufenthalt nötig.

Vorbeugen: Die Rumpfmuskulatur aufbauen (siehe Übungen ab Seite 106) und bei einseitiger Belastung im Beruf durch Sitzen oder Stehen regelmäßig für ausgleichende Bewegung sorgen. Normalgewicht zu halten reduziert das Risiko für einen Bandscheibenvorfall ebenso wie ergonomisches Schlafen, Sitzen und Arbeiten (siehe Seite 76).

Symptome-Check: Habe ich einen Bandscheibenvorfall?

Wenn Sie die folgenden sechs Fragen mit Nein beantworten, haben Sie sehr wahrscheinlich keinen Bandscheibenvorfall:

- Werden die Schmerzen schlimmer, wenn Sie niesen oder husten?
- Ist Ihnen Gehen angenehmer als Sitzen oder Stehen?
- Strahlt der Schmerz in ein Bein oder einen Arm aus?
- Lindert es die Beschwerden, wenn Sie im Liegen beide Beine anziehen?
- Fühlt sich der Rücken morgens ganz steif an, wenn Sie aufstehen?
- Hat ein Arm oder ein Bein plötzlich weniger Kraft als vorher?

ISG-Beschwerden

Sie gehören mit zu den häufigsten Auslösern für Rückenschmerzen. Die Iliosakralgelenke (ISG) verbinden die Hüfte oder genauer die Beckenschaufeln mit dem unteren Teil der Wirbelsäule.

Symptome: In der Regel einseitige Schmerzen direkt im Bereich des ISGs, also rechts oder links im unteren Rücken, die in den Po, aber maximal bis in den Oberschenkel ziehen. Oft spürt man die Beschwerden nur bei Belastung.

Ursache: Falsches oder verdrehtes Heben kann zu Blockaden im ISG führen. Eine Fehlstellung der Bänder führt manchmal ebenfalls zu Beschwerden, denn dadurch entwickeln sich leichte Entzündungen im Gelenk.

Diagnostik: Manuelle Untersuchung mit Funktionstests.

SOS-Hilfe: Wärmeanwendung und NSAR.

Zum Arzt: Wenn nach einer Woche keine Besserung eintritt, sollten Sie einen Fachmann aufsuchen. Ich behandele meine Patienten dann mit Chirotherapie. Wenn nötig spritze ich Kortison ins ISG.

Vorbeugung: Ein gezielter Aufbau der Rücken- und Bauchmuskulatur (siehe Übungen ab Seite 106) stabilisiert die Iliosakralgelenke.

!

Bei Funktionstests überprüft der Orthopäde manuell, ob bzw. wo der Patient Bewegungseinschränkungen hat.

Spinalkanalstenose

Der Spinalkanal umhüllt das Rückenmark in der Wirbelsäule. Verengt er sich, können die Nerven unter Druck geraten. Es kommt zur Spinalkanalstenose.

Symptome: Rückenschmerzen, die sich schleichend verschlimmern. Die Beschwerden können auch beidseitig in die Beine ausstrahlen und dazu führen, dass sie sich beim Gehen müde und schwer anfühlen. Tritt die Stenose in der Halswirbelsäule auf, kommt es manchmal auch zu Koordinationsstörungen.

Ursache: In wenigen Fällen ist ein enger Spinalkanal angeboren, häufiger ist jedoch eine degenerative Erkrankung – zum Beispiel Arthrose in den Facettengelenken – der Grund.

Diagnostik: Wegweisend sind die Anamnese und die körperliche Untersuchung durch den Arzt. Bei starken Beschwerden sollte der Befund durch eine Kernspintomografie und den Neurologen gesichert werden.

SOS-Hilfe: Stufenlagerung – 2- bis 3-mal täglich für je 15 Minuten. Nach vorn beugen reduziert die Beschwerden. NSAR gegen Schmerz und Entzündung. Den Rumpf kräftigen (siehe Übungen ab Seite 106).

Zum Arzt: Wenn sich eine beidseitige Beinschwäche zeigt, die längeres Gehen unmöglich macht, suchen Sie spätestens Ihren Therapeuten auf. Bei chronischen Beschwerden gebe ich den Patienten alle fünf, sechs Wochen eine neuraltherapeutische Injektion in den Spinalkanal. Besteht Gefahr für die Nerven, kann eine minimal-invasive Erweiterung des Wirbelkanals helfen.

Vorbeugung: Vermeiden Sie Übergewicht. Verzichten Sie auf Rauchen, denn es beeinträchtigt die Durchblutung und damit die Sauerstoffversorgung der Muskulatur. Halten Sie den Rücken mit viel Bewegung geschmeidig und stärken Sie seine Muskulatur durch Krafttraining.

Interview: Dr. Söller, worauf kommt es bei Diagnostik und Therapie an?

Nicht immer reicht die Selbstbehandlung aus. Dann kommen die Patienten zu mir in die Praxis. Im Interview verrate ich, was dann wichtig ist. Das Interview führte meine Co-Autorin Ellen Warstat aus Sicht eines Patienten.

Sie gehen jeden Tag mit Vorfreude in die Praxis. Was erfüllt Sie an Ihrem Beruf?
Dr. Söller: Dass nach meiner Sprechstunde eine Vielzahl von Patienten mit einer für sie verständlichen Diagnose und/oder einer klar definierten und gut umsetzbaren Behandlungsstrategie nach Hause gehen.

Was ist dabei die größte Herausforderung für Ärzte?
Dr. Söller: Eine exakte und zutreffende Diagnose zu stellen. Durch die neuen Untersuchungsmöglichkeiten wie die Kernspintomografie, Muskelfunktionsanalysen und statische Wirbelsäulenvermessungen gibt es zwar eine Vielzahl von guten Diagnostikmöglichkeiten, um eine Gesamtübersicht der Beschwerden des Patienten zu bekommen. Doch sie verführen den Arzt vielleicht manchmal dazu, das Entscheidende bei der Diagnosestellung zu kurz kommen zu lassen.

Das wäre?
Dr. Söller: Ausgangpunkt jeder Diagnostik sollte in meinen Augen eine ausführliche Besprechung bzw. Anamnese der Beschwerden sein. Denn oft erkenne ich schon beim aufmerksamen Zuhören, um welche Erkrankungen es sich handeln könnte. Damit ist mein diagnostischer Blickwinkel richtig kanalisiert. Entsprechend kann ich dann selbst weitere Untersuchungen machen oder den Patienten zum Radiologen überweisen. Die Anamnese ist in den letzten Jahren aufgrund unseres medizinischen Behandlungsdrucks sicherlich ins Hintertreffen geraten. Doch sie ist in vieler Hinsicht der erste Schritt zu einer erfolgreichen Therapie.

Wie steht es mit körperlichen Untersuchungen?

Dr. Söller: Sie sind genauso wichtig. Denn meiner Meinung nach lässt sich durch Provokationen von Schmerzpunkten das Gesamtbild der Beschwerden eingrenzen. Erst dann sollte modernste Technik wie die Kernspintomografie zum Einsatz kommen. Sie macht dann sichtbar, ob es tatsächlich den von mir angenommenen Schaden gibt.

Was sollte nach Abschluss der Untersuchungskette passieren?

Dr. Söller: Mir ist es wichtig, dem Patienten alles verständlich zu erklären. Ich erläutere ihm meine Befunde und zeige ihm, wie sich das alles auch auf Röntgenbildern oder einem Kernspintomogramm widerspiegelt. Ich möchte, dass jeder Patient, der meine Sprechstunde verlässt, genau versteht, was er hat, wie die Erkrankung heißt und wie man sie erfolgreich behandeln kann.

Im zweiten Schritt ist es dann notwendig, die Therapie zu koordinieren und zu begleiten. Wie gehen Sie da vor?

Dr. Söller: Auch hier ist es mein größtes Anliegen, dem Patienten klar und verständlich zu erläutern, wie die Therapie vonstattengeht und was sie bewirken soll.

Worauf achten Sie bei Aufbau eines Behandlungsplans?

Dr. Söller: Meiner Meinung nach sollte die Therapie sehr zielgerichtet sein und nicht aus zu vielen verschiedenen Komponenten bestehen. Sonst kann man nach einer erfolgreichen Behandlung oft nicht mehr herausfinden, welche Maßnahme zum positiven Ergebnis geführt hat. Es kann aber sicherlich sinnvoll sein, begleitende krankengymnastische Behandlungen oder Strecktherapien miteinander zu verknüpfen. Bei einer medikamentösen Behandlungsstrategie muss immer klar definiert sein, welcher Zweck damit verfolgt werden soll – etwa Muskelentspannung oder Entzündungshemmung.

Gibt es beim Einsatz von Tabletten und Injektionen – abgesehen von den möglichen Nebenwirkungen – noch etwas zu beachten?

Dr. Söller: Man sollte nie das allergische Potenzial von Medikamenten außer Acht lassen. Durch eine gute und aufmerksame Anamnese kann dies gut eingegrenzt werden. Bin ich mir über mögliche allergische Reaktionen nicht im Klaren, würde ich dies im äußersten Fall durch einen dermatologischen Allergietest abklären.

Was sollte der Patient selbst zu seiner Genesung beitragen?

Dr. Söller: Ich versuche meinen Patienten immer klarzumachen, dass sie manchmal mit einer Behandlung allein nicht erfolgreich sein werden – also etwas Geduld gefragt ist. Außerdem sind in machen Fällen auch Ruhe und Schonung bzw. eine Ruhigstellung des Rückens erforderlich. Dann ist eine Krankschreibung zwingend therapeutisch angezeigt. Zumal in unserem heutigen Arbeitsleben oft Zeitmangel, Druck und Erfolgserwartung Auslöser für Rückenbeschwerden sein können. Wir wissen, dass solche Stresssituationen zu Belastungsschmerzen oder Verspannungszuständen führen können. Auch dies sollte ein Arzt immer im Gespräch mit dem Patienten erfassen und gegebenenfalls mit ihm über mögliche Wege aus diesen krankmachenden Situationen sprechen.

Gut zu wissen: Für die Kernspintomografie gibt es auch den Begriff Magnetresonanztomografie (MRT). Beide meinen die gleiche radiologische Untersuchung. Sie ist schonend, weil dabei keine Röntgen- oder radioaktive Strahlen, sondern ein starkes Magnetfeld und Radiowellen zum Einsatz kommen.

So finden Sie einen guten Arzt

Orthopäde ist nicht gleich Orthopäde und Patient nicht gleich Patient. Nur wenn Sie konkrete Vorstellungen von „Ihrem" zukünftigen Arzt haben, können Sie das Pendant aus Fleisch und Blut gezielt suchen – etwa durch Herumfragen im Freundeskreis und beim Hausarzt. Aber Vorsicht bei der Internetrecherche auf Arztbewertungsportalen: Wenn dort Patienten zu Wort kommen, sollte man deren Inhalte kritisch betrachten, denn Sie wissen nie, aus welchen Beweggründen und nach welchen Kriterien beurteilt wurde.

Diese sieben Punkte sollten Sie checken, um herauszufinden, ob ein Arzt zu Ihren Bedürfnissen passt:

Das Profil: Was ist Ihnen wichtig? Wünschen Sie sich einen Rückenspezialisten, der reiner Schulmediziner ist oder auch offen für Methoden der Naturheilkunde? Lassen Sie sich lieber von einer Frau oder einem Mann behandeln?

Die Kompetenz: Das Fachwissen eines Arztes zu überprüfen ist für einen Laien nicht einfach. Es gibt aber Hinweise, ob ein Mediziner Zeit für sein Know-how investiert. Oft findet man beispielsweise auf der Praxis-Homepage, welche Zeugnisse und Zertifikate er hat. Wer es ganz genau wissen möchte, kann auch bei den Fachgesellschaften der Ärzte und Standesvertretungen nachfragen, etwa den Landesärztekammern. Dort ist registriert, welche Aus- und Weiterbildungen ein Facharzt hat. Doch kein Mensch kann alles wissen. Falls er eine Frage nicht beantworten kann, wird ein kompetenter Mediziner anbieten, die Antwort für Sie zu recherchieren.

Die Gesprächsbereitschaft: Die Zeit von Patient zu Patient ist in der Regel eng getaktet. Ein guter Arzt macht trotzdem in Ruhe eine ausführliche Anamnese und Untersuchung. Er fragt beispielsweise, wie genau sich der Schmerz anfühlt, wann er auftritt, ob Sie Vorerkrankungen haben und vielleicht schon Medikamente nehmen. Fachbegriffe sollte er verständlich erklären. Mehr Tipps zur Vorbereitung aufs Gespräch mit dem Arzt finden Sie unter www.patienten-universitaet.de.

Die Praxis: Schickes Mobiliar ist nicht unbedingt ein Qualitätsmerkmal. Die Räume sollten jedoch so eingerichtet sein, dass Sie sich darin wohlfühlen. Freundliches Personal und gutes Zeitmanagement bei der Terminvergabe bringen ebenfalls Pluspunkte. Achten Sie auch auf den Umgangston zwischen Arzt und Sprechstundenhilfen. Er lässt menschlich tief blicken: Fühlt er sich als Halbgott in Weiß oder begegnet er anderen Menschen auf Augenhöhe?

Das Bauchgefühl: Vertrauen in den Arzt ist enorm wichtig! Wenn man an dessen Heilkünsten zweifelt, gehen 20 bis 30 Prozent der Therapiewirkung verloren, schätzen Experten. So hoch ist nämlich der Placebo-Effekt, den es bei jeder Behandlung gibt. Vertrauen bestärkt außerdem die Erwartungshaltung des Patienten auf Genesung. Und die trägt aus psychologischer Sicht ebenfalls zur Wirkung einer Therapie bei, dies konnte der Schmerzforscher Damien Finniss von der Universität Sydney nachweisen.

Die zweite Meinung: Ein guter Orthopäde punktet mit einer verständnisvollen Reaktion, wenn ein Patient bei einer schwierigen Entscheidung einen weiteren Kollegen konsultieren möchte – beispielsweise bei der Frage, ob operiert werden soll oder nicht. Im besten Fall rät er sogar von sich aus dazu, eine zweite Meinung einzuholen.

Die Zusatzleistungen: Akupunktur bei Schmerzen im Nacken, Magnetfeldtherapie bei Bandscheibendegeneration – bei Rückenbeschwerden gibt es einige Therapien, die von den gesetzlichen Krankenkassen nicht bezahlt werden. Ein verantwortungsbewusster Orthopäde klärt vorab über die Kosten so einer Behandlung auf und informiert darüber, wie sie aus wissenschaftlicher Sicht einzuordnen ist.

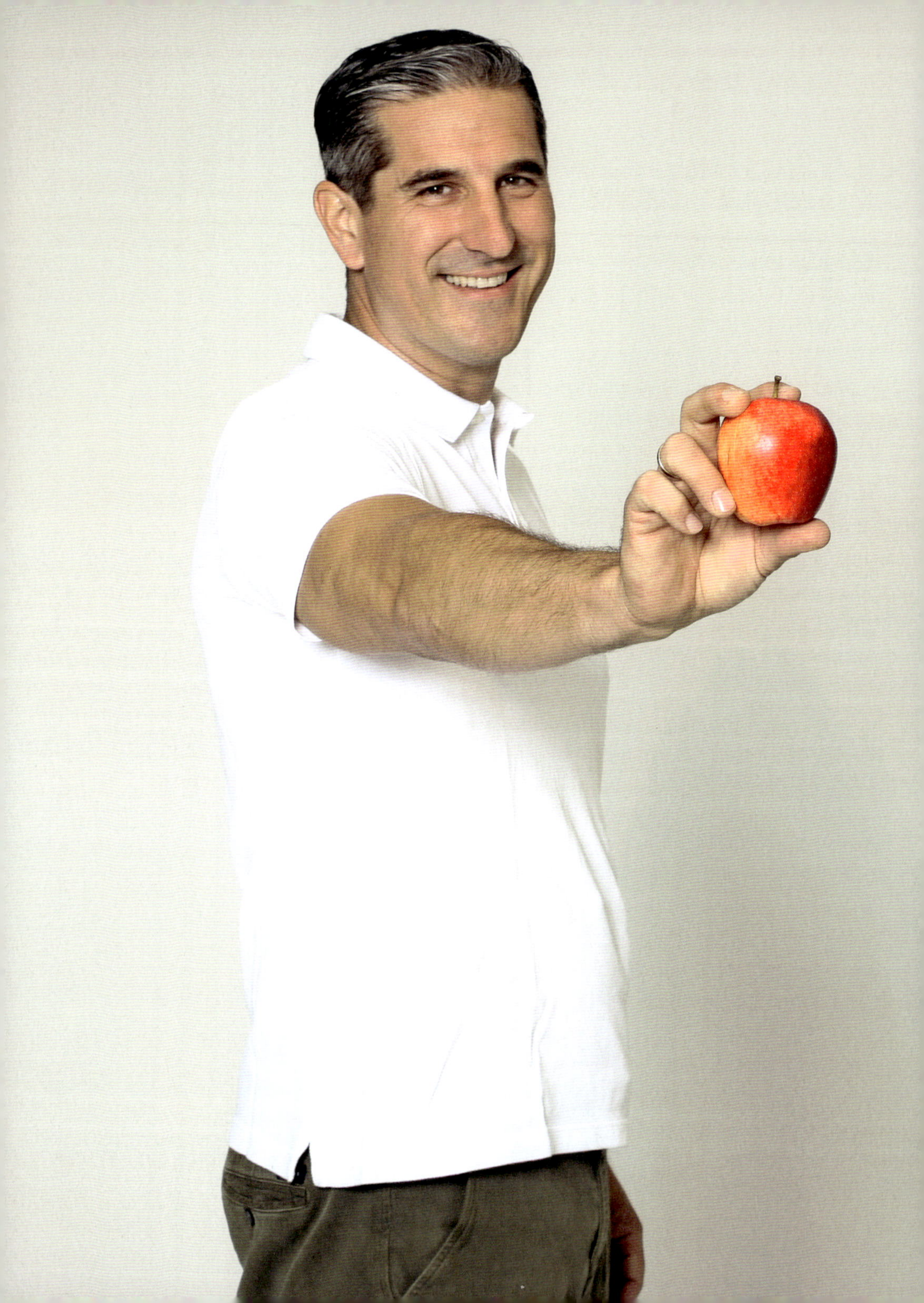

FÜNF SÄULEN FÜR EINEN STARKEN RÜCKEN

Kreuzschmerzen können Sie sich ersparen, denn rund 80 Prozent aller Beschwerden sind vermeidbar. Bei der Vorbeugung stehen fünf Bereiche im Fokus: Bewegung, Ernährung, Ergonomie, Entspannung und Körperbewusstsein. Alle diese Aspekte sind wichtig, deshalb sollten Sie keinen vernachlässigen. Gut gepflegt sind die Wirbelsäule und alle Strukturen, die sie umgeben, bis ins hohe Alter belastbar und leistungsfähig. Rücken? Darüber klagen dann nur die anderen.

1. Bewegung – das A und O für einen gesunden Rücken

Unser Leben hat sich in den letzten hundert Jahren rasant verändert. Technische Entwicklungen wie die Waschmaschine, das Auto oder der Fahrstuhl machen uns den Alltag viel bequemer, aber auch viel bewegungsärmer. Immer mehr Berufstätige verbringen ihre Arbeitszeit im Sitzen und selbst in der Freizeit kommen Erwachsene, Jugendliche und Kinder dank Fernsehen, Computerspielen und Internet kaum noch vom Sofa hoch. Das mag auf den ersten Blick gemütlich erscheinen. Doch die Krux ist: Unsere Biologie steckt noch in der Steinzeit und ist auf viel Bewegung programmiert. Nur wer damals fit genug war, um zu jagen und zu sammeln, konnte überleben. Der Widerspruch zwischen modernem Lebensstil und der frühzeitlichen Physiologie unseres Körpers führt zu klassischen Zivilisationskrankheiten wie Herz-Kreislauf-Leiden, Typ-2-Diabetes – und eben auch Rückenschmerzen. Deshalb möchte ich Sie auf den folgenden Seiten dazu motivieren, wieder mehr Bewegung in Ihr Leben zu bringen.

Einfach nebenbei bewegen

Nach stundenlanger Arbeit am Computer genüsslich strecken, zu beiden Seiten drehen, die Arme ausschütteln und die angespannten Muskeln lockern: Dabei spüren Sie direkt am eigenen Körper, wie wohltuend Bewegung für den Rücken ist und dass er langes Verharren in einer Position gar nicht verträgt. Ihre Muskeln verkrampfen, Faszien verfilzen und der Schmerz warnt: Jetzt reicht es!

Wissenschaftler sprechen mittlerweile tatsächlich schon von der „sitting disease", der Sitzkrankheit. Das Gegenmittel? Sie ahnen es: Bewegung. Aber damit ist nicht gemeint, dass Sie sich einmal die Woche zwei, drei Stunden bei irgendeinem Sport auspowern sollen – obwohl das auch nicht schadet. Viel wichtiger ist es, dass Sie sich täglich viele kleine Bewegungsmomente gönnen.

Machen Sie beispielsweise den Weg zum Supermarkt zur Trainingsstrecke, indem Sie etwas schneller als normal gehen. Oder fahren Sie mit dem Rad zur Arbeit, statt den Bus zu nehmen. Wandern Sie am Wochenende mit der Familie oder machen Sie einen Ausflug zum Schwimmen. Es gibt viele Möglichkeiten, Ausdauertraining völlig stressfrei in den Alltag zu integrieren. Damit senken Sie nicht nur Ihr Risiko für Herz-Kreislauf-Erkrankungen, auch Ihre Rückenmuskeln danken es Ihnen: Sie werden gut durchblutet und bleiben damit geschmeidig und leistungsfähig.

Selbst im Büro lässt sich relativ einfach mehr Bewegung in den Alltag integrieren. Gewöhnen Sie sich an, möglichst viel im Stehen zu erledigen, zum Beispiel telefonieren. Langes Sitzen mögen beispielsweise die Bandscheiben nicht besonders. Denn dabei ist der Druck, der auf ihnen lastet, fast doppelt so hoch wie beim aufrechten Stehen. Vielleicht haben Sie ja sogar die Möglichkeit, ein Stehpult neben dem Schreibtisch zu installieren. Auch ein Wackelbrett oder Balance-Pad am Arbeitsplatz bringt unkompliziert Bewegung ins Büro. Wenn Sie darauf zwischendurch immer wieder mal eine Minute balancieren, aktivieren Sie die tiefe Haltemuskulatur im Rücken. Der Fantasie sind keine Grenzen gesetzt, um das Büro zum Fitness-Studio zu machen. Anregung finden Sie dazu ab Seite 132. Wer in der Mittagspause draußen eine kleine Runde dreht, tut nicht nur etwas für seinen Rücken, sondern wird auch kreativer oder wie es der Dichter Christian Morgenstern ausdrückte: „Gedanken wollen oft – wie Kinder und Hunde –, dass man mit ihnen im Freien spazieren geht.“

!

Treppe statt Lift, zum Kollegen gehen statt mailen – es gibt viele Möglichkeiten, zwischendurch Ihren Rücken aus der Erstarrung zu holen.

Gut zu wissen: Laut eines Reports der WHO verbessern täglich 30 Minuten moderate Bewegung wie strammes Spaziergehen zwar die Fitness des Herz-Kreislauf-Systems, aber erst täglich 60 Minuten moderate Bewegung beugen einer Gewichtszunahme vor.

Muskeln wollen gefordert werden

Viele Menschen treiben in jungen Jahren jede Menge Sport. Aber wenn später im Arbeitsleben die Zeit immer knapper wird, bleibt das Training irgendwann auf der Strecke. Mit Folgen für die einstmals starke Muskulatur, denn sie funktioniert nicht wie eine Finanzanlage. Es gibt keine Rendite auf das, was man früher mal aufgebaut hat. Im Gegenteil: bereits ab dem 30. Lebensjahr schwinden die Muskeln – mit zunehmendem Alter immer schneller –, wenn wir nichts dagegen tun. Das ist für den Rücken fatal. Er verliert seinen Schutzschild. Dann drohen nicht nur Verspannungsschmerzen, sondern auch das Risiko, an Osteoporose zu erkranken, steigt. Die aktive Muskelkontraktion hat einen enormen Einfluss auf die Knochenentwicklung und folglich auf die Knochendichte. Abgesehen davon, ist Krafttraining auch für den Rest des Körpers essenziell. Heute weiß man, dass die Muskeln wie Drüsen Botenstoffe produzieren, die unter anderem das Immunsystem stärken, das Nervenwachstum im Gehirn fördern und den Stoffwechsel auf Trab halten.

!

Die Botenstoffe der Muskulatur nennt man Myokine.

Es gibt noch einen guten Grund, Muskelmasse aufzubauen: Sie hält schlank und macht damit auch dem Rücken das Leben leichter. Denn je mehr Muskulatur Sie haben, desto höher ist Ihr Ruheumsatz (siehe Seite 62).

Wie sich starke Muskeln aufbauen lassen? Indem Sie eine Übung so lange wiederholen, bis die Anstrengung deutlich spürbar wird – egal ob Sie mit dem eigenen Körpergewicht oder an einer Maschine arbeiten. Ab Seite 106 finden Sie fünf sehr effektive Übungen zum Muskelaufbau.

Gut zu wissen: Der Evolutionsbiologe Daniel Lieberman von der Harvard University fand heraus, dass Barfußlaufen dem Rücken guttut. Es stärkt seine tiefe Haltemuskulatur, wenn sich die Füße unebenem Boden anpassen müssen.

Sport, den der Rücken liebt

Bewegung soll Spaß machen, nur dann bleibt man motiviert und langfristig bei der Sache. Daran sollten Sie bei der Suche nach „Ihrer" Sportart immer denken. Zumal ein gesunder Mensch eigentlich jeden Sport ausüben kann. Anders sieht es aus, wenn bereits körperliche Einschränkungen vorhanden sind – etwa durch einen alten Bandscheibenvorfall. Dann sollten Sie schon genauer hinschauen, welches Training der Gesundheit zuträglich ist. Am besten sprechen Sie das mit einem Orthopäden oder Sportmediziner ab.

Ich habe die beliebtesten Sportarten einem Rücken-Check unterzogen.

Aerobic: Unter Anleitung eines qualifizierten Trainers ist Aerobic ein effektives Allround-Fitnesstraining. Wer jedoch schon Rückenbeschwerden hat, sollte nur sogenannte Low-Impact-Kurse besuchen. Dabei wird mit geringerer Intensität trainiert. Auch Sprünge sollten Sie besser nicht mitmachen. Positive Wirkung für die Stabilität und Geschmeidigkeit des Rückens haben Dehn- und Kräftigungsübungen auf dem Boden.

Aquafitness: Wasserauftrieb und Wasserwiderstand machen die Gymnastikübungen im Wasser zur einem rückenfreundlichen, gelenkschonenden und effektiven Ganzkörpertraining. Dabei werden Kraft, Beweglichkeit und Ausdauer gestärkt. Kleine Geräte wie Aquahanteln, Fußmanschetten oder Handschuhe machen Aquafitness noch intensiver. Aquafitness ist für Menschen mit Übergewicht ein geradezu idealer Sport.

Eishockey: Aufgrund der einseitigen, gekrümmten Körperhaltung und der abrupten Stopps belastet dieser Sport die Wirbelsäule. Außerdem ist die Verletzungsgefahr groß. Wer bereits Beschwerden im Rücken hat, sollte diesen Sport besser nicht ausüben. Das gilt auch für Hockey.

Fußball: Dabei wird die Rumpfmuskulatur oft einseitig belastet. Schnelle Bewegungen bei Stopps, Sprüngen, Fouls etc. führen zu

Belastungsspitzen für den Rücken mit erhöhtem Verschleißrisiko. Deshalb ist für Fußballer eine hohe Basisfitness besonders wichtig. Begleitendes Krafttraining und Dehnübungen für den gesamten Körper sind unerlässlich. Dies gilt auch für Handball, Basketball oder Volleyball.

Golf: Wegen einseitiger Belastungen durch die schnelle Drehbewegung beim Schlagen birgt diese Sportart Risiken für den Rücken. Die Beschwerden zeigen sich vor allem im unteren Bereich der Wirbelsäule und an den Bandscheiben. Durch Kräftigung der Bauch- und Rückenmuskulatur, regelmäßige Mobilisationsübungen für die Brustwirbelsäule und eine gute Technik beim Golfschwung können Sie Schmerzen vorbeugen.

!

Bei Übergewicht eignet sich Aquajogging als Alternative zum Laufen.

Joggen: Laufen ist dann ein rückenfreundlicher Sport, wenn Sie Normalgewicht haben. Denn dabei entsteht eine für die Bandscheiben günstige Wechseldruckbelastung. Voraussetzungen sind gute Laufschuhe und eine einwandfreie Bewegungstechnik. Ist sie schlecht, besteht eine überhöhte Belastungsgefahr für die Knie, Hüftgelenke und den Rücken. Ein begleitendes Kräftigungstraining für die Rumpf- und Oberkörpermuskulatur sowie regelmäßiges Dehnen ist empfehlenswert. Bei moderatem Übergewicht ist Joggen nur bedingt geeignet, bei deutlichem Übergewicht schadet es sogar. Setzen Sie dann besser auf Walken.

Klettern: Diese sehr anspruchsvolle Sportart wird sogar therapeutisch für den Rücken eingesetzt, denn sie schult gleichermaßen Beweglichkeit, Kraft und das harmonische Zusammenspiel der Muskeln. Bei Beschwerden im Halswirbelsäulenbereich ist allerdings Vorsicht angesagt, weil der ständige Blick nach oben den Nacken sehr belastet. Der Schwierigkeitsgrad in der Kletterwand sollte stets ans aktuelle Können angepasst sein. Am besten erlernt man die Klettertechnik in einem seriösen Kurs.

Krafttraining: Gezielter Muskelaufbau mit Hanteln und an Maschinen kann Rückenschmerzen vorbeugen. Doch bei falschem Ehrgeiz und Training mit zu hohen Gewichten steigt das Verletzungsrisiko für den Rücken. Deshalb ist eine qualifizierte Anleitung beim Krafttraining unerlässlich. Das Krafttraining sollte zudem mit Balanceübungen ergänzt werden, damit auch die tief liegende Haltemuskulatur des Rückens trainiert wird.

Lagree: Das Workout besteht aus klassischen Übungen wie Kniebeugen, Ausfallschritten oder Liegestützen, die jedoch auf dem sogenannten Megaformer ausgeführt werden. Dieser besteht aus zwei festen Plattformen, zwischen denen sich eine durch Federn bewegliche Platte befindet. Beim Training müssen die Muskeln gegen den Zug der Metallfedern arbeiten und werden dadurch stärker gefordert, als beim normalen Workout auf dem Boden. Das Üben auf dem Megaformer verbessert zudem das Koordinationsvermögen. Als Ganzkörpertraining kann Lagree Rückenschmerzen vorbeugen.

Leichtathletik: Vor allem die Sprung- und Wurfdisziplinen bedeuten Spitzenbelastungen für den Bewegungsapparat, die nur schwer zu kontrollieren sind. Daher besteht ein hohes Risiko für Rückenverletzungen. Umso wichtiger ist es, die jeweils notwendige Technik bei diesen Sportarten gut zu beherrschen.

Nordic-Walking/Walking: Flottes Gehen mit Stöcken ist ein gelenkfreundlicher, sanfter Ausdauersport und ein rückenfreundliches Training, das auch für übergewichtige Menschen geeignet ist. Bereits kurze Einheiten von etwa zehn Minuten haben eine positive Wirkung. Da Walker mit den Armen diagonal arbeiten, trainieren sie die tiefe Haltemuskulatur des Rückens. Je dynamischer die Arme pendeln, desto besser. Mit Stöcken ist das Training effektiver als beim normalen Walking.

Pilates: Ein geradezu ideales und sehr konzentriertes Training, das die Wirbelsäule geschmeidig hält und die Rumpfmuskulatur gezielt kräftigt. Das Erlernte lässt sich auch gut auf den Alltag übertragen, etwa beim Heben, Tragen oder Bücken. Wichtig ist jedoch auch hier, dass der Kurs von einem qualifizierten Trainer geleitet wird.

Radfahren: Da Sattel und Lenker das Körpergewicht stützen, ist Radfahren auch für Menschen mit deutlichem Übergewicht oder Gelenkproblemen geeignet. Es hat aber kaum einen Trainingseffekt für den Rumpf. Zu Rückenschmerzen kann Radfahren führen, wenn man mit einem zu sehr nach vorn geneigten Oberkörper trainiert, etwa beim Rennradfahren. Grundsätzlich gilt: Je tiefer und windschnittiger die Lenkerposition, desto mehr leidet der Rücken.

Reiten: Die typische Sitzhaltung im Sattel begünstigt das Aufrichten der Wirbelsäule. Bei guter Technik und einem an das individuelle Können angepassten Reit-Stil werden die Bandscheiben nur moderat belastet. Begleitend sollten Reiter regelmäßig ihre Bein-, Hüft- und Rückenmuskulatur dehnen sowie die Bauch- und Gesäßmuskulatur kräftigen.

Rudern: Dieser Sport eignet sich für ein effektives Rückentraining. Denn es verbessert die Ausdauer und stärkt die gesamte Muskulatur – besonders aber die des Rumpfs. Allerdings ist es wichtig, die korrekte Bewegung mit kontrollierter Körperhaltung unter qualifizierter Anleitung zu lernen. Im Anschluss an jedes Training sollte sanft gedehnt werden – besonders die Oberschenkel-Rückseiten.

Schlittschuhlaufen: Trainiert gleichermaßen die Muskulatur, die Ausdauer und das Koordinationsvermögen. Bei einem fließenden Bewegungsablauf werden der Rücken und die Gelenke geschont. Damit ist Schlittschuhlaufen auch für Menschen mit Übergewicht geeignet. Allerdings steigt bei schnellem Laufen mit vorgebeugtem Oberkörper die Belastung für die Lendenwirbelsäule.

Schwimmen: Kraulen und Rückenschwimmen sind gut fürs Kreuz. Durch den Wasserauftrieb werden Wirbelsäule und Gelenke optimal entlastet, durch die diagonalen Arm- und Beinbewegungen gegen den Wasserwiderstand wird der gesamte Körper schonend trainiert. Deshalb ist Schwimmen auch für Menschen mit Übergewicht ein idealer Sport. Wichtig: Achten Sie auf eine gute Technik mit korrekter Kopfhaltung. So kann beispielsweise Brust-

!

Schwimmen ist bei Osteoporose nicht zu empfehlen, weil bei der Schwerelosigkeit im Wasser kein Druck auf die Knochen kommt, der ihre Stabilität fördert.

schwimmen mit erhobenem Kopf zu Nackenschmerzen führen.

Skaten: Die gelenkfreundliche Ausdauersportart kräftigt Gesäß-, Hüft- und Rückenmuskeln. Allerdings nimmt die Belastung auf die Lenden- und Halswirbelsäule mit zunehmender Vorneigung des Rückens zu, etwa beim Speedskating. Dann ist zum Ausgleich ein Dehn- und Bauchmuskeltraining empfehlenswert.

Skifahren: Wie sehr die hohen Druck- und Stoßbelastungen auf der Abfahrt den Berg hinunter die Bandscheiben und die großen Gelenke belasten, hängt vom individuellen Fahrstil, der Pistenbeschaffenheit und der Muskelkraft des Einzelnen ab. Besonders kritisch sind vereiste Hänge und Buckelpisten. Grundsätzlich sollten Skifahrer vor der Wintersaison ihre Bein- und Rumpfmuskulatur durch Krafttraining und/oder Gymnastik aufbauen. Die Verletzungsgefahr sinkt, wenn auch die Ausdauer gut trainiert ist. Einen Rückenprotektor beim Skifahren zu tragen, kann vor schlimmeren Verletzungen bewahren.

Ski-Langlauf: Optimales Allround-Fitnesstraining für alle. In Bezug auf die Rückengesundheit ist der klassische Stil mit diagonalem Bewegungsmuster besser als die Skatingtechnik. Wer bereits Rückenprobleme hat, sollte sich keine zu ambitionierten Strecken aussuchen und langsam laufen. Nach dem Training Beine, Arme, Brust, Rücken und besonders den Nacken dehnen.

Snowboarden: Durch die einseitige Fixierung der beiden Füße auf dem Board sind die Belastungen für die Bandscheiben noch höher als beim Skifahren. Deshalb gilt auch für diese Sportart: Es ist unerlässlich, vor der Wintersaison die Muskulatur mit gezielter Gymnastik aufzubauen und die Kondition zu trainieren. Außerdem sollten Sie einen Rückenprotektor tragen.

Squash: Das schnelle Ballspiel ist wegen seinen abrupten Stopp- und Start-Bewegungen besonders gelenkbelastend und verletzungsträchtig. Wer Probleme mit dem Rücken hat, sollte sich besser einen anderen Sport suchen.

Stand-up-Paddeling: Dieser relativ neue Trend-Sport fördert die Rückengesundheit. Denn beim Stehen auf dem Board werden die Rumpfmuskulatur, die Balance und das Koordinationsvermögen trainiert. Wichtig ist allerdings, beim Paddeln beidseitig auf eine symmetrische Technik mit harmonischen Bewegungen zu achten und nach dem Training die angestrengte Muskulatur sanft zu dehnen.

Surfen: Beim Wellenreiten bedeutet das Anschwimmen in Brustlage eine hohe Dauerbelastung für die Halswirbelsäule. Ungünstig ist auch die nach vorn gebeugte, leicht gekrümmte Rückenhaltung beim Stehen auf dem Brett.

!

Tanzen ist auch gut für das Gehirn.

Tanzen: Egal ob Rumba, Walzer oder Freestyle – Tanzen kann eine effektive Fitnesssportart sein, die den gesamten Körper trainiert und damit auch die Rückengesundheit fördert. Je intensiver trainiert wird, desto konsequenter sollte begleitend Kraft aufgebaut und gedehnt werden. Vorsicht ist bei Sprüngen und Hebefiguren angesagt. Sie können riskant für den Rücken sein.

Tennis: Dieser Sport kann für den Rücken belastend sein – vor allem die Kombination aus Streckung und Verdrehung der Wirbelsäule bei Überkopfschlägen, die mit Kraft und hoher Geschwindigkeit geschlagen werden. Die richtige Schlagtechnik und eine gute Koordination helfen, den Rücken zu schützen. Um Schmerzen zu vermeiden, sollten Tennisspieler immer auch ihre Rumpfmuskulatur durch gezieltes Krafttraining stärken. Das gilt übrigens auch für Badminton.

Turnen: Bei einem gut aufgebauten Training unter qualifizierter Anleitung trainiert dieser Sport den gesamten Körper, was Kraft, Beweglichkeit und Koordinationsvermögen anbelangt, und ist damit auch für den Rücken empfehlenswert. Mit zunehmendem Trainingsumfang und Leistungsniveau steigt jedoch das Risiko für Rückenverletzungen – egal ob am Boden oder am Gerät.

Wandern: Ein guter Bewegungsausgleich an der frischen Luft. Günstig für den Rücken sind die Wechseldruckbelastung der

Bandscheiben und Muskelaktivierung beim Gehen. Bei starkem Übergewicht oder zu schwerem oder schlecht sitzendem Rucksack drohen jedoch Überlastungen für Rücken und Gelenke. Vorsicht auch beim steilen Bergabgehen: Dabei werden Knie und Lendenwirbelsäule einer starken Belastung ausgesetzt. Wanderstöcke können das abmildern.

Windsurfen: Vor allem das Segelaufholen führt zur Spitzenbelastung auf die Bandscheiben. Verletzungsgefahr besteht besonders für Anfänger, bei denen diese Bewegung noch nicht effizient abläuft.

Yoga: Es gibt Übungen im Yoga, etwa den Fisch, die riskant für die Wirbelsäule sein können, wenn man sie nicht korrekt ausführt. Unter Anleitung eines guten Lehrers kann Yoga aber ein hocheffektives Rückentraining sein. Denn es werden gleichzeitig Kraft, Beweglichkeit, Körpergefühl und Körperkontrolle geübt. Der Kurs sollte sich aber immer am individuellen Können orientieren. Wer Rückenprobleme hat, bespricht dies besser vor der Stunde mit dem Yogalehrer.

2. Ernährung – so wird sie zum Genuss für den Rücken

Vielleicht wundern Sie sich jetzt, warum in einem Buch über Rückengesundheit etwas zum Thema Ernährung steht. Tatsächlich beeinflusst das, was und wie viel wir tagtäglich zu uns nehmen, wie anfällig das Kreuz für Schmerzen ist. Denn zum einen brauchen all seine Strukturen wie Knochen, Gelenke, Muskeln, Bänder, Bandscheiben oder Nerven bestimmte Vitalstoffe, um stark zu bleiben und reibungslos zu funktionieren. Zum anderen mag es die Wirbelsäule gar nicht, wenn sie zu viel Gewicht herumschleppen muss. Deshalb erfahren Sie auf den folgenden Seiten, wie Sie Übergewicht loswerden können, ohne zu hungern. Außerdem habe ich für Sie die Nährstoffe zusammengestellt, die essenziell für die Rückengesundheit sind.

Grundsätzlich gilt: Ihre Ernährung sollte möglichst ausgewogen und abwechslungsreich sein. Wer nicht zunehmen möchte, muss sich an eine ganz einfach Formel halten: Es dürfen jeden Tag nur so viel Kalorien zugeführt werden, wie verbrannt werden. Diese Energiemenge setzt sich aus dem Ruheumsatz und dem Bewegungsumsatz zusammen. Beides kann von Mensch zu Mensch höchst unterschiedlich sein. Ein Beispiel: Der Ruheumsatz eines gesunden Nicht-Sportlers liegt zwischen 1400 und 1600 kcal am Tag. Ein alpiner Rennsportler mit 95 kg und 10 Prozent Körperfett setzt circa 2400 kcal pro Tag in Ruhe um. Hinzukommen die Kalorien, die durch Alltagsbewegung und Sport verbrannt werden. Auch da liegt der Athlet, der fünfmal pro Woche trainiert, weit über dem Energieverbrauch eines Menschen mit einem Bürojob. Man kann also keine allgemeine Empfehlung geben, wie viele Kalorien täglich konsumiert werden sollten. Hier muss jeder in der Einschätzung ehrlich zu sich selbst sein. Wer es ganz genau wissen möchte, kann sich von einem Ernährungsberater helfen lassen.

Wie viel ist zu viel?

Haben Sie schon einmal beim Wandern den ganzen Tag einen Rucksack mit zehn oder mehr Kilo herumgeschleppt? Danach tut der Rücken weh und fühlt sich hart wie ein Brett an. Denn zu viel Last strapaziert das Rückgrat – das gilt auch für jene Extrakilo, die man am Körper mit sich trägt. Sie drücken auf die Bandscheiben und verschleißen die Facettengelenke. Dann kommt es zu Beschwerden, vor allem im unteren Rücken sowie im Übergang zwischen Wirbelsäule und Becken, in den Iliosakralgelenken. Denn dort ist die Belastung am größten.

Die Frage ist aber: Wie viel ist zu viel? Die gute Nachricht: Die berühmten „fünf Kilo rauf und runter“ wirken sich nicht wesentlich auf die Rückenbelastung aus. Ziel sollte sein, ein gesundes, individuell passendes Körpergewicht zu erreichen beziehungsweise zu halten. Um zu bestimmen, was Unter-, Normal- und Übergewicht bedeutet, wird oft der sogenannte Body Mass Index, kurz BMI, als Messgröße herangezogen.

Auch das Alter spielt eine Rolle. Je älter wir werden, desto mehr Kilos liegen innerhalb der Toleranzgrenze. Zum Beispiel: Eine 54-jährige Frau hat bei einer Körpergröße von 1,70 Metern und einem Körpergewicht von 80 Kilogramm einen BMI von 27,7. Damit ist sie noch normalgewichtig (siehe unten).

!

Der BMI wird nach folgender Formel berechnet: Körpergewicht in Kilogramm geteilt durch die Körpergröße in Metern hoch zwei.

Die Tabelle zeigt, welche BMI-Werte in verschiedenen Altersgruppen Normalgewicht bedeuten:

ALTER	BMI FÜR NORMALGEWICHT
19–24 Jahre	19–24
25–34 Jahre	20–25
35–44 Jahre	21–26
45–54 Jahre	22–27
55–64 Jahre	23–28
> 64 Jahre	24–29

Die Tabelle gibt einen Überblick, welche Werte für welche Gewichtsklasse stehen:

KLASSIFIKATION	MÄNNER	FRAUEN
Untergewicht	<20	<19
Normalgewicht	20–25	19–24
Übergewicht	25–30	24–30
Adipositas	30–40	30–40
massive Adipositas	>40	>40

Das Problem beim BMI: Er berücksichtigt weder Körperbau noch Muskelmasse und die Verteilung von Körperfett. Deshalb kann ein super trainierter Profi-Sportler durch seine große Muskelmasse etwa den gleichen BMI haben wie ein völlig untrainierter, übergewichtiger Mensch. Der BMI kann also immer nur ein erster Richtwert sein.

!

Adipositas ist der medizinische Fachausdruck für Fettleibigkeit.

Aussagekräftiger, wenn es um den Druck auf den Rücken geht, ist die sogenannte Waist-to-hip-Ratio (WHR). So wird sie berechnet: Erst den Umfang der Taille messen, dann den der Hüfte an der dicksten Stelle. Jetzt den Taillen- durch den Hüftumfang dividieren. Männer haben unter 0,9 Normalgewicht, von 0,9 bis 0,99 Übergewicht und über 1,0 Adipositas. Bei einem Wert von unter 0,8 gelten Frauen als normalgewichtig, von 0,8 bis 0,84 als übergewichtig und von mehr als 0,85 als adipös. Ein Beispiel: Eine Frau mit 73 Zentimeter Taillenumfang und 102 Zentimeter Hüftumfang hat einen WHR von 0,716 und liegt damit im Bereich des Normalgewichts.

Doch welchen Vorteil hat dieses Taille-Hüft-Verhältnis gegenüber dem BMI? Es zeigt, wie das Fett in der Körpermitte verteilt ist. Das spielt eine große Rolle. Zum einen zieht der dicke Bauch nach vorne. Das bedeutet Stress für die Haltemuskulatur des Rückens. Sie muss permanent gegen den Zug arbeiten und verspannt irgendwann. Zum anderen weiß man heute, dass das Bauchfett besonders schädlich ist. Es produziert wie eine Chemiefabrik rund 600 Botenstoffe. Viele davon fördern Entzündungen, die nicht nur das Risiko für Herz-Kreislauf-Erkrankungen erhöhen, sondern auch den Rücken anfälliger für Beschwerden machen. Wieso? Weil sich diese Mini-Entzündungen beispielsweise auf die Ansatzstellen der Bauchmuskulatur übertragen und diese damit schwächen können. Auch das fordert die Muskeln im Rücken mehr, weil der Rumpf von vorn weniger gestützt wird. So gerät das ganze System mit der Zeit in Schieflage. Aber damit nicht genug. Es gibt einen weiteren guten Grund, auf Normalgewicht zu achten: Menschen mit deutlichem Übergewicht haben doppelt so häufig mit Bandscheibenproblemen zu tun wie schlanke oder normalgewichtige Menschen. Das bewies eine große Rückenstudie an der Universität Hongkong im Jahr 2012.

Gut zu wissen: Schnell ein Burger im Gehen statt einen Lunch im Sitzen: Wer nach dieser Devise lebt, riskiert Übergewicht. Eine Studie der britischen University of Surrey deckte 2015 auf: Frauen, die im Gehen snacken, essen deutlich mehr. Die Erklärung: Das Sättigungsgefühl wird nicht nur von biochemischen Reaktionen beeinflusst, sondern auch vom Grad der Ablenkung. Also, besser konzentriert genießen.

Wie Sie abnehmen, ohne zu hungern

Vergessen Sie Diäten! Einerlei ob Safttage, Trennkost oder Low Carb: die mühsam abgenommenen Kilos zeigen sich früher oder später wieder auf der Waage. Diesen Bumerang-Effekt bestätigen viele Studien. Unter anderem untersuchten Forscher des National Institute of Health in den USA 14 Teilnehmer der amerikanischen Ausgabe der TV-Sendung „The Biggest Loser". Im Schnitt verloren alle während der Abnehm-Show 58 Kilogramm. Mit Ausnahme einer Teilnehmerin legten alle in den folgenden sechs Jahren wieder durchschnittlich 41 Kilo zu. Der Grund: Der Stoffwechsel hatte sich durch die Diät extrem verlangsamt. So verbrennt zum Beispiel der Gewinner der Sendung rund 800 Kalorien weniger am Tag als andere Männer seiner Größe und seines Gewichts.

Wer also nicht immer wieder gegen das Übergewicht kämpfen will, braucht eine andere Lösung. Sie heißt: Auf die Weisheit des Körpers hören. Um sie zu verstehen, bin jetzt nicht ich als Orthopäde gefragt, sondern der Ernährungswissenschaftler und Ernährungsberater Thomas Frankenbach aus Fulda. Er hatte irgendwann keine Lust mehr, seinen Klienten immer wieder die altbekannten, nutzlosen Diät-Tipps mit auf den Weg zu geben.

!

Gehen Sie weg vom Kalorienzählen und setzen Sie auf bewusstes Essen.

Deshalb suchte er nach einer Alternative und stieß im Rahmen seines psychologischen Studiums und einer psychotherapeutischen Ausbildung auf die sogenannte somatische Intelligenz (SI). Auf Deutsch: die Intelligenz des Körpers.

In Bezug auf die Ernährung ist das die Fähigkeit des Organismus, uns zum Beispiel durch Lust oder Abneigung auf bestimmte Lebensmittel zu signalisieren, welche uns guttun und welche nicht. Das gilt für die Auswahl der Nahrung, aber auch für die Menge und wann wir was vertragen. Daraus entwickelte Thomas Frankenbach über Jahre hinweg die Somatische-Intelligenz-Methode. Sein Konzept überzeugt, weil es das Essverhalten positiv verändert und sich so mehr oder weniger automatisch eine nachhaltige Gewichtsabnahme einstellt.

Konkret geht es bei der Somatischen-Intelligenz-Methode darum, mit verschiedenen Übungen die Wahrnehmung für die Signale des eigenen Körpers zu sensibilisieren. Auf diese Weise beendete der Ernährungscoach nicht nur seine eigenen Heißhunger-Attacken auf Schokolade und Chips. Er erlebt es heute auch bei seinen Klienten, wie sich immer wieder der Vorhang hebt und sie plötzlich klar sehen, welche Ernährung zu ihnen passt. Dann essen sie nicht mehr zu viel, zu süß, zu fett oder das, was sie nicht vertragen – ganz ohne gute Vorsätze, Diätpläne und Rückfälle in die alten Essgewohnheiten.

Somatische Intelligenz besitzt übrigens jeder Mensch. Oder würden Sie, wenn Sie die Wahl zwischen zwei Räumen hätten, in den mit der schlechten Luft gehen? Natürlich nicht. Jeder wählt automatisch den, in dem es sich frei durchatmen lässt. Die folgenden sieben Tipps schärfen Ihren Instinkt dafür, welche Ernährung Ihnen guttut und Sie Wunschgewicht erreichen lässt:

1. Essen Sie Naturbelassenes

Aromen, Farb- und Konservierungsstoffe, Geschmacksverstärker: Die Lebensmittelindustrie hat ein ganzes Füllhorn an Möglichkeiten, uns an der Nase herumzuführen und minderwertige Inhaltsstoffe in Nahrungsmitteln in etwas scheinbar Besseres zu verwandeln. „Diese Stoffe können sich ungünstig aufs Gewicht auswirken", warnt Thomas Frankenbach. „Denn mit technologischem Food-Design produzierte Fertiggerichte stimulieren unser Belohnungssystem im Gehirn." Was dann passiert? „Die somatische Intelligenz wird eingeschränkt oder sogar ausgeschaltet. Wir essen mehr, als für uns gut ist, weil zum Beispiel durch Aromen mit dem Gegessenen künstliche Gefühle oder Stimmungen verknüpft werden, von denen wir nicht genug bekommen können." Indem Sie Fertiggerichte vom Speiseplan streichen und wieder selbst mit frischen Lebensmitteln kochen, machen Sie bereits den ersten Schritt Richtung Wunschfigur.

2. Schalten Sie Ablenkung aus

Neben Nahrung, die mehr Kunstprodukt als Lebensmittel ist, gibt es weitere Faktoren, die uns blind für die Bedürfnisse des eigenen Körpers werden lassen – etwa Floskeln wie: „Du stehst nicht vom Tisch auf, bis der Teller leer gegessen ist." „Wer so ständig über den Hunger essen musste, erlebt irgendwann kein Sättigungsgefühl mehr", erklärt Thomas Frankenbach. Bekommen Kinder permanent gesagt: „Du isst, was auf den Tisch kommt", verlernen sie, auf den eigenen Bauch zu hören, und spüren nicht mehr, ob ihnen etwas guttut oder schadet. Diese erlernten Glaubenssätze und Handlungsmuster gilt es zu hinterfragen – ebenso die eigene Esskultur. Wie sieht es bei Ihnen aus? Essen Sie an einem schön gedeckten Tisch und in aller Ruhe? Oder eher hektisch und schnell? Starren Sie nebenbei aufs Handy, schauen Sie Fernsehen oder arbeiten? Je stärker die Reizflut von außen ist, desto weniger hören wir auf die Signale, die unser Körper uns sendet. Also: Fernseher aus beim Essen!

!

Wie steht es um Ihre eigene Esskultur? Schauen Sie einmal genau hin!

3. Schulen Sie die Sinne

In unserer Welt des Überflusses verlieren Lebensmittel an Wert. Das zeigt sich zum einen in Dumpingpreisen für Milch und Fleisch, zum anderen in der Art und Weise, wie wir konsumieren: schnell, gedankenlos und ohne wirklich zu riechen, zu schmecken und zu fühlen, was wir zu uns nehmen. Thomas Frankenbachs Tipp: „Nähern Sie sich dem Thema Essen erst einmal rational: Machen Sie sich zunächst bewusst, dass es ein sehr intimer Vorgang ist, etwas in den Mund zu nehmen und in Ihren Körper gelangen zu lassen."

Dann probieren Sie es bei der nächsten Mahlzeit mit dieser Übung: Richten Sie die Lebensmittel schön auf dem Teller an. Erfreuen Sie sich zuerst an diesem Bild. Versuchen Sie jetzt, die einzelnen Aromen zu erkennen. Konzentrieren Sie sich darauf, wie sich der erste Bissen im Mund anfühlt – weich und cremig

Gerade gegessen

Bei dieser Übung beantworten Sie sich selbst direkt nach einer Mahlzeit die unten stehenden Fragen. Wenn Sie zu zweit sind, können Sie auch ein Spiel daraus machen und das Ganze Ihrem Gegenüber erzählen.

- Wie groß war Ihre Lust auf dieses Essen?
- Hat Sie der Geruch/Duft angesprochen?
- Wie beschreiben Sie die geschmackliche Qualität?
- Wie war Ihr Ess-Tempo?
- Bekommt Ihnen das Essen gerade?
- Wie fühlt sich Ihr Bauchraum an?
- Wie ist Ihre Stimmung?
- Haben Sie die passende Menge zu sich genommen – oder eher zu viel bzw. zu wenig? Woran machen Sie diese Antwort fest?
- War Ihre Mahlzeit tierischer oder pflanzlicher Herkunft?
- Von welchen Tieren oder Pflanzen stammte sie?
- Aus welchem Teil der Erde kamen die Lebensmittel?

oder ist er eher hart? Wie schmeckt er? Beschreiben Sie dieses Genusserlebnis so gut wie möglich. Frankenbach: „Anschließend stellen Sie sich diese drei Fragen: Wie reagiere ich auf das, was ich esse? Körperlich, geistig und emotional? Gibt es einen Zusammenhang zwischen meiner Ernährungsweise und den Signalen, die mein Körper mir sendet?" Eine gute Übung, die Körperwahrnehmung zu schärfen, ist auch „Gerade gegessen" aus dem Buch „Schlank sein. Idealgewicht durch Somatische Intelligenz" von Thomas Frankenbach (siehe Kasten auf Seite 68).

4. Nehmen Sie Tempo raus

Wer sich so auf jeden Bissen besinnt, wird beim Essen auch eher zur Ruhe kommen. Das ist entscheidend: Thomas Frankenbach begegnet immer wieder Klienten, die abnehmen, und zwar „nur" indem sie lernen, ihre Nervosität und innere Getriebenheit abzubauen. „Es gibt viele Wege zur Entschleunigung", sagt der SI-Coach. „Dem einen hilft Ausdauersport, dem anderen ein besseres Zeitmanagement mit ausreichend Pausen, Muße und Schlaf." Dafür ist Ihr Terminplan zu voll? „Überlegen Sie, wie viel Druck selbst gemacht ist – etwa durch übersteigerte Ansprüche an die eigene Person."

5. Stoppen Sie Heißhunger-Attacken

Gehören Sie zu den Menschen, die vom Schoko- oder Chips-Jieper überfallen werden und dann nicht mit Essen aufhören können, bis Ihnen schlecht ist? „Den Vorsatz zu fassen, beim nächsten Mal zu widerstehen, bringt meist nicht viel", sagt Thomas Frankenbach. „Denn im Gehirn wird sofort eine Gegenstimme laut, die von einem freudlosen Leben ohne Schokolade oder Gummibärchen erzählt." Prof. Arnold R. Beisser, ein US-amerikanischer Psychiater und Gestalttherapeut von der University of California, nannte dies das Paradox der Veränderung. Er hatte bei seiner Forschung festgestellt: Veränderung geschieht nicht unter

Zwang, sondern erst dann, wenn wir uns erst einmal so annehmen, wie wir sind. Aus dieser Erkenntnis hat Thomas Frankenbach eine Übung gegen Heißhunger-Attacken entwickelt: Legen Sie sich Termine, an denen Sie eine Verabredung mit der Schokolade haben. Dann essen Sie wie immer zu viel – ohne zu bewerten. Beobachten Sie nur, wie Ihr Körper unmittelbar darauf reagiert: Der Magen drückt, leichte Übelkeit steigt auf. Achten Sie darauf, ob der viele Zucker unruhig und nervös macht. „So vertiefen Sie von Termin zu Termin Ihre Körperwahrnehmung und irgendwann setzt dann tatsächlich Veränderung ein. Indem Sie immer feinfühliger dafür werden, dass diese Nahrung überhaupt nicht zu Ihnen passt. Ich weiß, für viele Menschen klingt das unglaublich. Doch unerwartet oft wirkt es: Die Heißhunger-Attacken verschwinden."

6. Spüren Sie Ihren Körper in Bewegung

!

Nicht nur beim Essen, auch beim Sport schüttet der Körper Glückshormone aus.

Es gibt noch eine gute Methode, die Selbstwahrnehmung zu fördern. „Jede Stunde Sport ist eine ganz persönliche Therapiestunde", so der SI-Coach. „Schließlich befassen wir uns beim Training in erster Linie aktiv mit uns selbst." Dabei schulen wir das vegetative Nervensystem. Also die Schaltzentrale unseres Körpers, die wir nicht bewusst steuern können – und die vor allem auch bei der somatischen Intelligenz in Aktion tritt. „Die Effekte des Trainings sind besonders eindrucksvoll, wenn der Sport mit meditativen Techniken verbunden wird. So wie das beim Yoga, Tai-Chi, Qigong oder vielen asiatischen Kampfkünsten der Fall ist." Falls das alles nichts für Sie ist, können Sie aber auch nach der Joggingrunde oder beim Training im Fitnessstudio innehalten, tief atmen und in sich hineinhören.

7. Akzeptieren Sie sich selbst

Das ist vielleicht die schwierigste Übung: seinen Körper anzunehmen, wie er ist, und nicht dem zweifelhaften Ideal von Model-

Figuren hinterherzujagen. „Machen Sie sich klar, dass für jeden Menschen Wohlfühlgewicht etwas anderes bedeutet", betont Frankenbach. „Jeder ist ein Unikat mit individuellem Knochenbau, Fettspeicherkapazitäten und Proportionen. So wie eine Eiche niemals eine Kiefer sein wird, kann eine Frau, die von Natur aus einen eher stabilen Körperbau hat, nicht zur zarten Elfe werden." Wer das verstanden und verinnerlicht hat, lebt entspannter und erreicht mit einer individuell bekömmlichen Ernährung in Kombination mit dem passenden Bewegungsmaß sein ureigenes gesundes Gewicht.

Warum schadet auch zu wenig Gewicht?

Untergewicht erhöht das Risiko an Osteoporose zu erkranken, weil es häufig mit einer geringeren Knochendichte verbunden ist. Die Erkrankung bleibt meist lange Zeit unbemerkt, denn die Symptome zeigen sich in der Regel erst im fortgeschrittenen Lebensalter – etwa durch Einschränkungen beim Stehen oder Gehen. Auch starke Rückenschmerzen können erste Anzeichen dafür sein, weil Osteoporose für die Wirbelsäule verheerende Folgen haben kann: Es kommt beispielsweise zu Wirbelkörperbrüchen oder Stressfrakturen. Diese sind anfangs oft nicht auf normalen Röntgenbildern zu erkennen. Man entdeckt sie nur, wenn eine Magnetresonanztomografie, kurz MRT, von der Wirbelsäule des Patienten gemacht wird.

> !
> Model-Maße sind keinesfalls ideal für einen gesunden Rücken.

Aktuell sind in Deutschland schätzungsweise 5,2 Millionen Frauen und 1,1 Millionen Männer ab 50 Jahren vom Knochenschwund betroffen. Zahlen, die zeigen, wie wichtig es ist auf eine gute Nährstoffversorgung des Körpers und der Knochen zu achten, und das schon in jungen Jahren! Was nicht im Kindes- und Jugendalter an Knochenmasse und Knochendichte angelegt wird, ist später nur unter gewaltigen Anstrengungen und kaum noch vollständig nachzuholen.

> !
> Bei Osteoporose baut der Knochenstoffwechsel mehr alte Knochenzellen ab als neue auf. Dadurch wird der Knochen mit der Zeit porös.

Top-Ten der Nährstoffe für einen starken Rücken

Wie ein Auto nur mit Benzin fahren kann, benötigt auch unser Körper Nährstoffe, um zu funktionieren. Einige sind für den Rücken besonders wichtig. Wer öfter über das Kreuz mit dem Kreuz klagt, sollte überprüfen, ob all diese Vitalstoffe in ausreichender Menge auf dem Speiseplan stehen und gegebenenfalls die Ernährung so umstellen, dass in Zukunft eine gute Versorgung garantiert ist. Nur dann können Muskeln optimal aufgebaut werden und Regenerationsprozesse in allen Strukturen des Rückens reibungslos ablaufen.

Proteine: Wer Muskeln aufbauen will, muss ausreichend Eiweiß essen. Dabei gilt für Männer und Frauen: Es sollten 0,8 g/kg Körpergewicht sein, ab dem 65. Lebensjahr 1g/kg Körpergewicht. Männer, die Fleisch essen, kommen in der Regel spielend auf die nötige Menge. Bei Frauen sieht das nach der Erfahrung von Ernährungsberatern oft anders aus. Auch Vegetarier und Veganer sollten bewusst auf eine ausreichende Eiweißversorgung achten. Gute Proteinlieferanten sind Fleisch, Fisch, Eier, Milchprodukte und Hülsenfrüchte sowie Sojaprodukte.

Kalzium: Der Mineralstoff ist ein wichtiger Knochenbaustein. Eine gute Versorgung damit ist essenziell, um Osteoporose vorzubeugen. Die Tagesdosis für Erwachsene wird von der Deutschen Gesellschaft für Ernährung (DGE) mit 1000 mg angegeben. Da in der Pubertät die Knochen enorm wachsen, sollten Jugendliche zwischen 13 und 19 Jahren sogar 1200 mg Kalzium pro Tag aufnehmen. Sehr gute Kalzium-Lieferanten sind Milchprodukte und Hartkäse. Der Knochenbaustoff steckt aber auch in Schalentieren, Nüssen, grünem Gemüse, Hülsenfrüchten und Mineralwasser mit mindestens 250 mg Kalzium pro Liter.

Magnesium: Der Mineralstoff aktiviert Vitamin D und unterstützt damit die Kalzium-Einlagerung in die Knochen. Außerdem entspannt Magnesium die Muskulatur und damit auch einen verkrampften Rücken. Gute Quellen sind Vollkornprodukte, Haferflocken, Nüsse, Sonnenblumenkerne und Mineralwasser mit mehr als 200 mg Magnesium pro Liter. Die DGE empfiehlt als Tagesdosis für Frauen von 300 bis 350 mg, für Männer 350 bis 400 mg Magnesium. Nach einer feucht-fröhlichen Nacht darf es auch mal etwas mehr vom Mineralstoff sein, denn Alkohol ist ein Magnesiumräuber.

Vitamin D: Es sorgt dafür, dass Kalzium aus dem Darm ins Blut gelangt und in die Knochen eingelagert wird. Wollte man die täglich empfohlene Dosis von 400 IE (internationale Einheiten) über die Nahrung aufnehmen, müsste man jeden Tag 370 g Hering oder knapp 600 g Lachs essen. Tatsächlich werden 90 Prozent des Vitamins, das genau genommen ein Hormon ist, vom Körper selbst produziert – jedoch nur, wenn UVB-Strahlen auf die Haut treffen. Da wir in unseren Breiten oft wenig Sonne abbekommen und sich zudem dankenswerterweise hohe Lichtschutzfaktoren zur Hautkrebs-Prävention durchgesetzt haben, ist Deutschland ein Vitamin-D-Mangelland, was sich besonders im Winter zeigt. Dann ist etwa bei jedem zweiten Einwohner ein Vitamin-D-Defizit festzustellen – vor allem ältere Menschen, aber auch Kinder und Jugendliche sind betroffen. Wenn Sie wissen möchten, ob bei Ihnen auch ein Mangel besteht, können Sie beim nächsten Hausarztbesuch Ihr Blut auf die Konzentration des sogenannten 25-Hydroxyvitamin D untersuchen lassen. Das ist die Speicherform von Vitamin D im Körper. Ein Serumspiegel unter 20 ng/ml gilt international als zu niedrig. Dann wird zu Nahrungsergänzung geraten. Vitamin-D-Forscher halten einen Serumwert von 30 bis mindestens 35 ng/ml, wenn nicht 40 ng/ml für empfehlenswert.

Vitamin K: Es ist an der Bildung verschiedener knochenspezifischer Proteine beteiligt. Ein Vitamin-K-Mangel führt daher zu erniedrigter Knochendichte und einem erhöhten Risiko für Osteoporose mit Knochenbrüchen. Laut DGE brauchen Frauen bis zum 50. Lebensjahr 60 µg/Tag, danach 65 µg/Tag – Männer bis 50 bis 70 µg/Tag, dann 80 µg/Tag. Vitamin K steckt vor allem in Kohlgemüse, grünen Salaten und Schnittlauch.

Vitamin E: Es macht freie Radikale unschädlich. Das sind aggressive Sauerstoffmoleküle, die im Stoffwechsel entstehen. Sie greifen das Knochengewebe an und fördern Entzündungen. Die DGE gibt als Schätzwert für die tägliche Dosis für Frauen 11 bis 12 mg, für Männer 12 bis 15 mg Vitamin E an. Der Entzündungshemmer steckt unter anderem in Vollkornbrot, fettreichen Fischen wie Lachs, Hering oder Makrele, in Nüssen, hochwertigen kaltgepressten Pflanzenölen wie Raps-, Oliven-, Sonnenblumen-, Lein- oder Walnussöl, in Avocados, schwarzen Johannisbeeren und Heidelbeeren.

Vitamin C: Im Teamwork mit Vitamin E stärkt es Knochen und Gelenke. Denn die beiden sorgen dafür, dass stärkendes Eiweiß in Knorpel und Knochen eingelagert wird. Viel Vitamin C enthalten schwarze Johannisbeeren, Zitrusfrüchte, Kiwis, Paprika, Grünkohl und Petersilie. Laut DGE haben Frauen einen Vitamin-C-Tagesbedarf von 95 mg, Männer von 110 mg – es sei denn, sie rauchen. Dann erhöht sich der Bedarf auf 135 mg für Frauen und 135 mg für Männer. Denn der Zigarettenkonsum ist ein Vitamin-C-Räuber.

Vitamin B5: Man nennt es auch Pantothensäure. Dieses Vitamin braucht der Körper, um Vitamin D zu produzieren und Energie aus Zucker und Fetten zu gewinnen. Ein Mangel zeigt sich unter anderem durch Gelenksteife und Gelenkschmerzen. Die DGE gibt als Schätzwert für eine angemessene Vitamin-B5-Tageszufuhr 6 mg für Frauen und Männer an. Panthotensäure steckt vor allem in Leber, Nieren und Herz, aber auch in Fleisch, Hefe, Eigelb, Vollkornprodukten, grünem Gemüse, Hülsenfrüchten und Nüssen.

Vitamin B12: Eine schwedische Studie, die an der Universität von Gothenburg durchgeführt wurde, zeigte: Ein dauerhafter Vitamin-B12-Mangel führt im Alter zu einem deutlich höheren Risiko für Knochenbrüche. Die Erklärung: Damit sich ein fester Knochen bilden kann, muss in die knochenbildenden Zellen, die sogenannten Osteoblasten, ausreichend Vitamin B12 eingelagert sein. Das Vitamin ist zudem an der Weiterleitung von Nervenimpulsen an die Muskeln beteiligt und daher wichtig für einen reibungslosen Bewegungsablauf. Die DGE empfiehlt eine Vitamin-B12-Aufnahme von 3 µg pro Tag. Es steckt vor allem in tierischen Lebensmitteln wie Fleisch, Fisch, Eiern, Milch und Milchprodukten. In geringen Mengen kommt das Vitamin auch in pflanzlichen Produkten vor, etwa in Sauerkraut. Allerdings ist Vitamin B12 hitzeempfindlich, sodass nach langem Kochen nicht mehr viel davon übrig bleibt. Vegetarier und Veganer sollten mit ihrem Hausarzt darüber sprechen, ob eine Nahrungsergänzung mit Vitamin B12 sinnvoll wäre.

Omega-3-Fettsäuren: Vor allem Menschen mit chronischen, entzündlichen Rückenschmerzen sollten auf eine gute Omega-3-Fettsäuren-Zufuhr achten. Denn mithilfe dieser Fette kann der Körper Gewebshormone bilden, die Entzündungsstoffe hemmen. Bislang gibt es von der DGE nur Schätzwerte zur wünschenswerten Omega-3-Zufuhr. Sie liegen bei 0,5 Prozent der Gesamtenergiezufuhr. Bezogen auf eine durchschnittliche Kalorienmenge von 2400 kcal entspricht dies etwa 1,3 g pro Tag. Reichlich Omega-3-Fettsäuren befinden sich in Lein-, Walnuss- und Rapsöl, ebenso in fettreichen Seefischen wie Hering, Makrele, Lachs und Thunfisch.

Das Trinken nicht vergessen

Wenn es um ausreichendes Trinken geht, sind natürlich nicht Kaffee, alkoholische und zuckerhaltige Getränke gemeint, sondern vor allem Wasser. Es ist das wichtigste Hausmittel für eine intakte Wirbelsäule, denn der Wasserhaushalt in unserem Körper hängt direkt mit der Versorgung der Bandscheiben zusammen. Nur wenn diese Stoßdämpfer der Wirbelsäule von ausreichend

Gewebeflüssigkeit umgeben sind, können sie durch Bewegung die Flüssigkeit im Gallertkern binden.

Und was passiert, wenn man zu wenig Wasser trinkt? Herrscht im Körper ein Flüssigkeitsmangel, werden in erster Linie die lebenswichtigen Organe versorgt – zu denen gehören die Bandscheiben nicht. In der Folge werden sie ohne ausreichende Gewebeflüssigkeit mehr und mehr zusammengedrückt. Hält dieser Zustand länger an, lässt sowohl ihre Pufferwirkung nach als auch ihre Fähigkeit, sich wieder vollzusaugen.

Deshalb sollten Sie täglich etwa 2 bis 2,5 Liter stilles Wasser trinken. Verteilen Sie es in kleineren Mengen gut über den Tag. Dann kann das Wasser auch in die Zellen der Bandscheiben gelangen und wird nicht nur über die Nieren rausgespült, wie es beim Trinken großer Mengen auf einmal der Fall ist.

3. Ergonomie – den Rücken optimal unterstützen

Der Begriff Ergonomie setzt sich aus den griechischen Wörtern ergon für Arbeit und nomos für Gesetz bzw. Regel zusammen. Damit gemeint ist die Anpassung der Arbeitsbedingungen an den Menschen. Ziel sollte es sein, eine gute Arbeitsatmosphäre zu schaffen und das Mobiliar, die Maschinen, Werkzeuge und andere Arbeitsgrundlagen so zu gestalten, dass die Gesundheit möglichst wenig belastet wird. In der Praxis sieht das jedoch oft noch anders aus. Ein gutes Beispiel sind Schreibtische: Nur selten sind sie höhenverstellbar und lassen sich an die eigene Größe anpassen. Auch Stehpults, mit deren Hilfe sich zu langes Sitzen vermeiden ließe, gibt es nur in wenigen Firmen. Die Folge: Laut der Aktion gesunder Rücken e. V. (AGR) leiden 44 Prozent der Menschen mit einem Bürojob mindestens einmal pro Woche unter Rückenschmerzen – Beschwerden, die sich vermeiden lassen. Damit Sie in Zukunft Ihren Arbeitsplatz, aber auch Ihren Alltag ergonomischer gestalten können, erläutere ich Ihnen jetzt, worauf Sie achten sollten.

Schmerzfrei am Computer

Rückenschmerzen am Arbeitsplatz entstehen fast immer durch Bewegungsmangel, oft kombiniert mit einer falschen Haltung am Schreibtisch und beim Telefonieren. Beobachten Sie einmal Ihre Kollegen beim konzentrierten Arbeiten am Computer. Viele Menschen sitzen nach kurzer Zeit automatisch mit nach vorn gestrecktem Hals, nach vorn gefallenen oder zu den Ohren hochgezogenen Schultern und einem Buckel am Schreibtisch. Das hat gravierende Folgen für den Rücken, denn die gesamte Statik des Oberkörpers ändert sich nachhaltig: Der Rumpf droht nach vorne zu kippen. Das bedeutet, die Nacken- und Rückenmuskeln müssen dagegenhalten, damit er aufrecht bleibt. Es ist also nicht verwunderlich, dass sie verspannen.

> !
> Egal wie gut Ihr Stuhl ist: Setzen Sie sich immer wieder anders hin.

Sie kennen das Problem auch? Dann helfen Ihnen diese Tipps, neuen Beschwerden vorzubeugen:

- Achten Sie bewusst darauf, sich immer wieder aufzurichten.
- Sitzen Sie nicht auf der Stuhlkante. Immer mit dem Po bis zur Lehne zurückrutschen, damit die LWS von der Rückenlehne gut gestützt wird.
- Für den Computer-Bildschirm gilt ein Sichtabstand von mindestens 50 cm. Er sollte im rechten Winkel zum Fenster stehen, die oberste Bildschirmzeile leicht unterhalb der waagerechten Sehachse liegen.
- Die Tastatur und Maus befinden sich in einer Ebene mit Ellenbogen und Handflächen.
- Möglichst einen 90-Grad-Winkel zwischen Ober- und Unterarm sowie Ober- und Unterschenkel halten.
- Die Füße benötigen eine feste Auflage. Gegebenenfalls einen Fußhocker nutzen.

- Ein häufiger Fehler geschieht beim Telefonieren: Um die Arme für andere Tätigkeiten freizuhalten, klemmt man sich den Telefonhörer zwischen Kinn und Schulter. Durch diese Fehlhaltung können nicht nur Verspannungen, sondern auch Durchblutungsstörungen entstehen, die die betroffenen Muskelpartien im Nacken weiter verhärten lassen. Deshalb den Hörer bzw. das Mobiltelefon besser in der Hand halten, damit der Kopf in einer aufrechten Position bleiben kann. Wer viel telefoniert, sollte sich ein Headset zulegen.
- Wenn Sie an Ihrem Arbeitsplatz die Chance haben, wählen Sie Ihre Büromöbel nach ergonomischen Gesichtspunkten aus. Im Idealfall sollten sie Anreize und Möglichkeiten bieten, sich – auch im Sitzen – zu bewegen.

Was zeichnet einen guten Bürostuhl aus? Voraussetzung für eine ergonomische Haltung am Schreibtisch ist, dass sich Ihr Stuhl mühelos in der Höhe und Sitztiefe verstellen lässt. Um die Wirbelsäule in Bewegung zu halten, empfiehlt sich außerdem eine bewegliche Rückenlehne. Dabei sollte sich der Winkel zwischen Lehne und Sitzfläche beim Gegenlehnen über 90 Grad hinaus öffnen lassen. Wichtig sind auch eine rutschsichere Sitzfläche und ein fester Stand des Stuhls.

Bewegung in alle Richtungen beim Sitzen erlauben sogenannte Aktiv-Bürostühle. Sie animieren zum häufigen Haltungswechsel, weil man ständig kleinste Bewegungen machen muss, um das Gleichgewicht zu halten. Dadurch trainieren Sie automatisch Ihre tief liegende Haltemuskulatur entlang der Wirbelsäule. Bevor Sie sich für einen Aktiv-Bürostuhl entscheiden, sollten Sie die verschiedenen Sitzsysteme probesitzen. Denn dabei merken Sie schnell, welches Ihnen am meisten zusagt und ob Sie einen Stuhl mit oder ohne Rückenlehne bevorzugen.

Was zeichnet einen guten Schreibtisch aus? Auch beim Schreibtisch sollte eine leichte und schnelle individuelle Einstellung auf Ihre

Körpermaße möglich sein. Die richtige Höhe haben Sie gefunden, wenn Ihre Unterarme bei entspannten Schultern und locker herabhängenden Armen im rechten Winkel auf der Tischplatte aufliegen.

Achten Sie auch darauf, dass Ihnen der Schreibtisch eine ausreichende Beinfreiheit gibt. Außerdem sollte er so stehen, dass Sie weder von der Sonne noch von anderen Lichtquellen geblendet werden.

!

Der Computerschreibtisch sollte möglichst niedriger sein als der Schreibtisch für andere Arbeiten.

Was zeichnet ein gutes Stehpult aus? Arbeitsmediziner empfehlen als Formel für den Tag im Büro: maximal 50 Prozent Sitzen, circa 25 Prozent Stehen und circa 25 Prozent Bewegen. Doch diese Vorgabe ist schwer zu erreichen, wenn man beruflich mehr oder weniger an den Schreibtisch gefesselt ist. Sie können aber durchaus im Stehen telefonieren oder Besprechungen durchführen. Auch ein Stehpult schafft Abhilfe. Es sollte schnell und einfach auf Ihre Körpergröße einstellbar sein. Optimal ist, wenn sich die Ellenbogen beim aufrechten Stehen etwa zwei Finger breit über der Vorderkante der Pultplatte befinden, wenn Sie Ihre Faust unter das Kinn legen. Ihr Pult sollte zudem einen festen Stand haben.

Wichtig ist auch, dass Sie die Stehpultplatte problemlos im Winkel verstellen können. Denn je mehr sie neigbar ist, umso weniger müssen Sie den Kopf beim Lesen oder Schreiben nach unten kippen. Das beugt Verspannungen im Nacken vor.

Im Bestfall hat ein Stehpult eine Fußstütze. Mit ihrer Hilfe können Sie abwechselnd die Beine entlasten und verhindern, dass Sie bei längerem Stehen ins Hohlkreuz fallen.

Entspannt Autofahren

Strecken und dehnen Sie sich auch automatisch nach einer stundenlangen Autofahrt? Ohne dass es uns bewusst wird, versucht sich der Körper damit einen Ausgleich zum Dauersitzen zu verschaffen und die verkrampften Muskeln zu entspannen. Rückenbeschwerden entstehen beim Autofahren zum einen durch die tiefe Sitzhaltung, die der LWS meist eine runde Haltung aufzwingt. Zum anderen zieht auf der Seite des Gasfußes die Muskulatur der tiefen Leistenbeuge einseitig die untere LWS nach vorn in eine Drehung nach links. Damit es dadurch nicht zu Schmerzen im Rücken kommt, beachten Sie folgende Tipps:

- Nehmen Sie vor einer langen Fahrt den Geldbeutel, Mobiltelefon und die Schlüssel aus den Hosentaschen. Denn was am Anfang vielleicht kaum spürbar ist, kann nach ein oder zwei Stunden stark drücken.
- Wenn der Sitz nicht genug Halt in der Lendengegend gibt, stecken Sie ein kleines Kissen zwischen LWS und Sitz.
- Damit die Schultern nicht verkrampfen, ist der richtige Abstand zum Lenkrad wichtig. Ideal ist er, wenn Sie mit ausgestreckten Armen die Handgelenke oben aufs Lenkrad legen können. Das machen Sie während der Fahrt möglichst oft.
- Wer einen Tempomat hat, sollte ihn benutzen. Durch die einstellbare Geschwindigkeitsregelung können Sie auch bei längeren Strecken auf der Autobahn das rechte Bein immer wieder entspannen. Dies entlastet die LWS spürbar. Vor allem für Berufskraftfahrer und Vielfahrer ist der Tempomat ein lohnendes Extra, um Rückenschmerzen vorzubeugen.
- Auch die Wärme einer Sitzheizung kann eine entspannende Wohltat für die Muskulatur sein.
- Das Wichtigste für eine schmerzfreie Fahrt sind jedoch regelmäßige Pausen, spätestens alle zwei Stunden. Gehen Sie auf dem Parkplatz ein paar Mal hin und her, strecken und dehnen Sie sich.
- Auch Rückenübungen im Auto sind sinnvoll – natürlich wenn es steht, zum Beispiel an der Ampel: etwa mit den Händen auf den Knien den Rücken 10- bis 15-mal rund machen und den Oberkörper wieder aufrichten.

!

Pausen, in denen Sie sich bewegen, sind auch für Ihre Aufmerksamkeit beim Autofahren notwendig!

Wenig belasten in Haus und Garten

Oft genug ist es die Summe der vielen kleinen Alltagsbelastungen, die dem Rücken zu schaffen macht. Besonders dann, wenn die Tätigkeiten Sie Tag für Tag in die Fehlhaltung bringen oder immer wieder die gleichen Strukturen des Rückens überlasten. Achten Sie deswegen auch auf die Kleinigkeiten:

Einkaufen: Denken Sie beim Taschenschleppen immer daran, die Lasten möglichst gleichmäßig auf beide Seiten zu verteilen. Wer größere Einkäufe zu Fuß nach Hause bringen möchte, rollt sie in Omas „Hackenporsche" wesentlicher müheloser nach Hause als sie zu tragen. Mittlerweile gibt es die rollenden Einkaufshilfen auch im modernen Look.

Kochen: Kontrollieren Sie doch mal, ob die Arbeitsfläche in Ihrer Küche zu Ihrer Größe passt. Ist sie zu hoch, besteht die Gefahr beim Gemüseschneiden und ähnlichen Arbeiten, die Schultern zu den Ohren hochzuziehen. Das führt mit der Zeit zu Nackenschmerzen. Ist die Arbeitsfläche zu niedrig, macht man bei der Küchenarbeit einen Rundrücken und das kann ebenfalls zu Schmerzen führen. Die Lösung des Problems ist ein höhenverstellbarer Arbeitstisch. Davon, sich mithilfe eines niedrigen Schemels oder ähnlichem größer zu machen, ist eher abzuraten. Das erhöht die Unfallgefahr in der Küche – ein falscher Schritt und das Malheur ist passiert.

Achten Sie beim Kochen darauf, dass Ihre Messer scharf sind. Denn beim Hantieren mit stumpfen Messern kommen Sie schnell in eine verkrampfte Haltung.

Grundsätzlich bekommt die Küchenarbeit Ihrem Rücken besser, wenn Sie leichte Gegenstände, die Sie permanent benutzen, zwischen Ellbogen- und Schulterhöhe, schwere Gegenstände in Hüfthöhe verstauen. Um schwere gusseiserne Pfannen und Töpfe herumzuwuchten, immer beide Hände benutzen. Und wenn Sie einen schweren Braten aus dem Ofen holen, gehen Sie in die Knie, statt sich zu bücken.

Heimwerken: Mal schnell einen Schrank aufbauen oder neue Lampen aufhängen: Do it yourself liegt im Trend. Doch vielen Heimwerkern tut dann am nächsten Tag der Rücken oder der Nacken weh. Schuld ist zum einen die ungewohnte Belastung. Tragen Sie eine Rückenbandage bei ungewohnten Tätigkeiten, wenn Sie schnell Rückenschmerzen bekommen. Diese Stütze kann Sie davor bewahren.

Zudem kann falsches Werkzeug zur Belastung fürs Kreuz werden. Denn nicht nur im professionellen Handwerk sollte auf Ergonomie geachtet werden, auch im Hobby-Bereich. Nehmen wir das Beispiel Akkubohrschrauber. Ob das Gerät ergonomisch ist, hängt sehr von seinem Handgriff ab. Es sollte gut in den Händen liegen und den Kraftaufwand beim Bohren und Schrauben deutlich reduzieren. Voraussetzung dafür ist, dass die Geräteachse und die Griffmulde auf einer Linie liegen. Ideal, wenn der Griff auch eine beidhändige Nutzung ermöglicht.

Gartenarbeit: Für viele Menschen ist die Arbeit im Grünen ein wunderbares Mittel, Stress zu vergessen. Doch wer beim Unkrautjäten, Sträucher schneiden, Beete anlegen und Mähen nicht aufpasst, bekommt es schnell zu spüren.

> !
>
> Wenn unterschiedliche Gartenarbeiten anstehen, wechseln Sie dazwischen öfter hin und her.
> So runden Sie mal Ihren Rücken beim Jäten und strecken ihn beim Äste schneiden oder Äpfel ernten.

Gehen Sie in die Hocke, wenn Sie am Boden arbeiten. Denn langes Bücken belastet die LWS übermäßig.

Wenn Sie etwas Schweres anheben wollen, gehen Sie immer ein wenig in die Knie, aber nicht zu tief, denn aus der Hocke kommt man kaum mehr hoch. Atmen Sie tief ein und greifen Sie den Gegenstand mit beiden Händen. Beim Ausatmen heben Sie ihn mit angewinkelten Knien und gerade aufgerichtetem Oberkörper wie ein Gewichtheber gleichmäßig hoch. Dabei stehen die Füße mindestens hüftbreit auseinander, und die Bauchmuskeln werden angespannt.

- Wichtig: Beim Anheben, Um- und Absetzen einer Last auf keinen Fall die Wirbelsäule verdrehen! Richtig ist: Erst die Last heben, dann den ganzen Körper durch einen oder mehrere Schritte drehen. Dann setzen Sie die Last mit geradem Rücken ab.

- Denken Sie immer daran: Was Sie schieben können, müssen Sie nicht tragen. Transportieren Sie Blumenerde, Baumsetzlinge und schwere Blumentöpfe mit einer Schubkarre. Wenn das nicht geht, umarmen Sie das, was Sie bewegen wollen. Je näher sich ein Gegenstand am Körper befindet, desto weniger Hebelkraft wirkt auf den Rücken.
- Wie beim Heimwerken, gilt auch beim Gärtnern: Auf ergonomische Arbeitsgeräte kommt es an. Benutzen Sie solche mit langen Griffen oder Stilen. Denn je aufrechter Sie stehen, desto besser für Ihren Rücken. Mit einem Elektrorasenmäher, der einen ergonomisch geformten Griff hat und sich mühelos auf Ihre Größe einstellen lässt, kürzen Sie das Gras mühelos.

Rückenfreundlich schlafen

Guter Schlaf ist sehr wichtig, damit sich Muskulatur und Bandscheiben erholen können. Die Stoßdämpfer in der Wirbelsäule verlieren tagsüber an Flüssigkeit und damit auch an Volumen. Nachts, wenn wir uns in einer Ruhelage befinden, füllen sie sich ähnlich wie Schwämme wieder auf. Um diese Regeneration zu unterstützen, sollten Sie sich eine gute Matratze zulegen, die an Ihr Körpergewicht angepasst ist.

Zu weiche Matratzen schaden dem Rücken, weil sich die Wirbelsäule zu stark verbiegt. Eine zu harte Matratze zwingt die Rückenmuskultur dazu, den Körper auch während der Nacht zu stützen. Der Rücken kann sich nicht entspannen. Als Faustregel gilt: Leichte Personen benötigen eher etwas weichere Matratzen, schwere Menschen dagegen härtere.

> !
> Für Paare ist es fast immer sinnvoll, fürs Doppelbett zwei einzelne Matratzen anzuschaffen.

Auch die Matratzenlänge orientiert sich am individuellen Körperbau. Um genügend Bewegungsspielraum im Schlaf zu garantieren, empfiehlt es sich, eine Matratze auszuwählen, die mindestens 20 Zentimeter länger ist als die eigene Körpergröße.

Für den Kauf gilt unbedingt: vorher ausführlich Probeliegen. Ziehen Sie dabei den Mantel und schwere Kleidung aus. Achten Sie vor allem auf eine Rücknahmegarantie, denn Probeliegen ist doch etwas ganz anderes als mehrere Nächte hintereinander zu Hause auf der neuen Matratze zu schlafen.

Wer meist auf dem Rücken schläft, sollte ein speziell geformtes Schaumstoffkissen benutzen. Es sorgt dafür, dass Wirbelsäule und Kopf eine gerade Linie bilden. Bauchschläfer verwenden am besten ein möglichst dünnes Kissen, um Verspannungen zu vermeiden. Schläft man auf der Seite, ist eine Kissengröße von 80 x 40 Zentimeter sinnvoll, weil die Schultern nicht auf dem Kissen liegen sollten.

4. Entspannung – so lassen Sie und Ihre Muskeln los

Laut Berufsverband Deutscher Psychologinnen und Psychologen (BDP) sind 85 Prozent der Rückenschmerzen durch psychische Ursachen entstanden oder sie tragen zum Erhalt der Schmerzen bei. Der Zusammenhang ist einfach zu erklären: Stresshormone erhöhen die Muskelspannung. Das drückt mit der Zeit auch auf die Bandscheiben. Wer gelernt hat, Körper und Geist bewusst zu entspannen, kann Stresssituationen entschärfen und Schmerzen vorbeugen oder lindern. Die Wirkung der folgenden Entspannungstechniken ist wissenschaftlich gut belegt.

!

Jacobson stellte die progressive Muskelentspannung Anfang der 1930er-Jahre an der Universität Chicago zum ersten Mal öffentlich vor.

Progressive Muskelentspannung nach Jacobson

Dieses leicht zu erlernende Entspannungsverfahren entwickelte der US-amerikanische Arzt Edmund Jacobson. Das Prinzip ist einfach: Sie spannen eine Muskelpartie bewusst fünf bis sieben Sekunden an und lassen dann abrupt locker. Es folgt eine Entspannungsphase von 30 bis 60 Sekunden, bei der Sie bewusst nachspüren, wie sich die Muskeln jetzt anfühlen. So werden Schritt für Schritt alle wichtigen Muskelgruppen des Körpers nacheinander entspannt.

Probieren Sie es am besten gleich aus: Die Schultern mit locker nach unten hängenden Armen Richtung Ohren ziehen und diese Spannung sieben Sekunden halten. Loslassen. Ziemlich sicher werden Sie merken, dass sich der Schulterbereich danach schon ein bisschen entspannter anfühlt.

Progressive Muskelentspannung löst jedoch nicht nur muskuläre Probleme. Gleichzeitig lösen sich während der körperlichen Entspannung auch psychische Zustände wie Erregung, Anspannung oder sogar Angst. Um möglichst schnell von der Technik zu profitieren, sollten Sie in den ersten drei bis vier Wochen täglich 30 bis 60 Minuten üben, danach genügen fünf bis zehn Minuten.

Progressive Muskelentspannung können Sie mithilfe von Büchern, CDs oder in einem Kurs erlernen. Einige gesetzliche Krankenkassen übernehmen die Kosten für solche Kurse ganz oder teilweise. Nachfragen lohnt sich also.

Meditation

Prof. Andreas Michalsen ist Internist und Chefarzt der Abteilung Naturheilkunde im Immanuel Krankenhaus Berlin sowie Inhaber der Stiftungsprofessur für klinische Naturheilkunde am Institut für Sozialmedizin, Epidemiologie und Gesundheitsökonomie der Charité-Universitätsmedizin Berlin. Er setzt bei seinen Patienten Meditation zur Entspannung und Schmerzlinderung ein. „Gerade wer Mühe hat, seine Gedanken zu bändigen, profitiert sehr vom Meditieren“, sagt er. „Denn es räumt wie ein Putzkommando den Geist auf und im Laufe der Wochen werden die Unruhe-Gedanken weniger, die Nächte wieder ruhiger und der Schlaf besser.“

Meditation und ihre Wirkung auf unsere Gesundheit ist längst sehr gut erforscht. „Die Kontemplation aktiviert den Parasympathikus. Also den Nerv im vegetativen Nervensystem, der für Erholung und Entspannung zuständig ist. Entsprechend beruhigt sie den gesamten Körper und hilft bei stressbedingten Erkrankungen", erklärt Prof. Michalsen. Eine Studie, die 2016 an der Universität in Seattle durchgeführt wurde, fand beispielsweise heraus, dass die Achtsamkeitstechnik MBSR (Mindfulness Based Stress Reduction – auf Deutsch: Stressreduktion durch Achtsamkeit) sogar chronische Kreuzschmerzen deutlich lindern kann. Prof. Michalsen hat eine Erklärung für dieses Phänomen: „Eine andere Studie mit Mönchen zeigte, dass es bei meditationsgeübten Menschen im Gehirn nur zur Hälfte der Schmerzerregung kommt wie bei Personen, die nicht meditieren."

Wie lange muss man meditieren, bis sich eine Wirkung zeigt? „Vorausgesetzt Sie tun es täglich mindestens 40 Minuten, zeigt sie sich überraschend schnell", sagt Andreas Michalsen. „Körperliche und mentale Beruhigung treten schon nach wenigen Wochen ein. Nachlassende Schmerzempfindlichkeit zeigt sich in der Regel nach zwei bis drei Monaten." 40 Minuten? Das scheint unendlich lang! Der Berliner Arzt ermutigt: „Am Stück wirkt Meditation zwar besser, aber Sie können die Zeit auch auf zweimal 20 Minuten aufteilen. Und Anfänger sollten sich vornehmen, möglichst bald auf 15 Minuten pro Einheit zu kommen und sich dann langsam zu steigern." Im Übrigen erleichtern Sie sich die ganze Sache, indem Sie nicht im unbequemen Lotussitz verharren. Michalsen: „Sie können in jeder Position meditieren. Nur Liegen würde ich nicht empfehlen. Da besteht die Gefahr, schnell einzuschlafen. Das wäre zwar nicht schlimm, ist aber auf Dauer nicht zielführend."

Gut zu wissen: Das Mindfulness-Based Stress Reduction Program (MBSR) ist ein achtwöchiges Übungsprogramm, bei dem die Teilnehmer in der Regel einmal pro Woche je 2,5 Stunden lang verschiedene meditative Übungen durchführen. Die Methode lindert Schmerzen und Depressionen. Sie ist von den gesetzlichen Krankenkassen als Mittel der gesundheitlichen Prävention anerkannt. Deshalb werden MBSR-Kurse von fast allen Kassen bezuschusst.

Yoga

Yoga ist zwar nicht in erster Linie eine Entspannungstechnik, es hat sich aber als äußerst wirkungsvoll herausgestellt, um das Kopfkarussell, das so vielen gestressten Menschen nachts die Ruhe raubt, zu beruhigen. Eine Harvard-Studie verglich die Wirkung einer Schlafberatung mit der von regelmäßigen Yogastunden. Tatsächlich profitierte die Yoga-Gruppe mehr – und zwar bei Einschlafzeit und Schlafdauer. Warum Yoga so erfolgreich Stress abbaut? Zum einen weil dabei Körper, Geist und Atem in perfektem Einklang sind, was zur Tiefenentspannung führt. Zum anderen ist man beim Üben ganz bei sich, konzentriert auf die Bewegung. Das Gedankenkarussell wird gestoppt, es gibt keinen Konkurrenzkampf oder Leistungsdruck.

> !
>
> Auch Yoga, Qigong und Tai-Chi fördern Ihre Selbstwahrnehmung und verbessern das Körperbewusstsein.

Eine anhaltende Wirkung setzt erst nach etwa drei bis sechs Monaten ein, aber man fühlt sich bereits nach den ersten Yoga-Stunden entspannt. Effektiv ist es, viermal die Woche eine halbe Stunde zu üben, in Stressphasen bis zu zweimal täglich.

Soforthelfer gegen innere Anspannung sind Atem-Übungen aus dem Yoga wie diese: Langsam und tief in den Bauch atmen, beim ebenso langsamen und vollständigen Ausatmen das Kinn heben und die Arme seitlich nach oben führen. Wieder tief in den Bauch atmen, beim Ausatmen Arme und Kinn senken. Achtmal wiederholen. Damit kommt Luft, die sich durch Stress angestaut hat, aus dem Körper, das Zwerchfell entkrampft sich.

Da man bei den körperbetonten Yoga-Übungen, den sogenannten Asanas, vieles falsch machen und dem Rücken damit sogar schaden kann, sollten Sie Yoga in Kursen erlernen. Viele gesetzliche Krankenkassen übernehmen die Kosten dafür ganz oder teilweise. Fragen Sie nach.

Qigong und Tai-Chi

Sicher kennen Sie die Bilder, die große Rentnergruppen in chinesischen Parks bei ihrer „Morgengymnastik“ zeigen. Sie bewegen sich dabei scheinbar in Zeitlupe, denn sie trainieren Tai-Chi oder Qigong. Diese meditativen Bewegungsformen gehören zur staatlichen chinesischen Gesundheitsförderung. Mittlerweile sind sie auch bei uns angekommen. Einige Krankenkassen übernehmen oder beteiligen sich an den Kosten für Tai-Chi- und Qigong-Kurse.

Die langsamen Bewegungen stammen ursprünglich aus der Traditionellen Chinesischen Medizin (TCM). Die Übungen vereinen Konzentration, Atmung und Bewegung. Dies hat einen meditativen Effekt, der das vegetative Nervensystem stabilisiert. Also den Teil unseres Nervensystems, der für die Entspannung zuständig ist.

Regelmäßiges Üben lindert auch Rückenschmerzen, weil sich Muskelverspannungen lösen und sich mit der Zeit auch die Körperhaltung verbessert. Sowohl Tai-Chi wie Qigong sollten Sie unter Anleitung erlernen, weil es beim Bewegen, Atmen, Gedanken lenken auf die Feinheiten ankommt.

5. Körperbewusstsein – bewegen wie es der Rücken mag

> !
>
> Tatsächlich entwickelt fast jeder Mensch im Lauf seines Lebens bestimmte Bewegungsmuster oder Verhaltensweisen, die dem Rücken schaden.

Bei vielen Patienten, die in meine Praxis kommen, sind Kreuzschmerzen die Folge einer gewohnheitsmäßigen schlechten Haltung – sei es im Stehen, Sitzen oder Gehen. Ebenso können falsche Bewegungsabläufe beim Sport oder der Arbeit zur Last für den Rücken werden. Gar nicht so selten kommt es auch vor, dass Rückengeplagte ganz einfach das Warnsignal ihres Körpers, den Schmerz, konsequent ignorieren. Ich kenne beispielsweise Patienten über 50, die immer weiter Fußballspielen oder sich bei sonst einem Sport belasten, als ob sie 20 Jahre alt wären – obwohl sie am nächsten Morgen kaum aus dem Bett hochkommen.

Beobachten Sie Ihre Körperhaltung doch mal ganz bewusst vor dem Spiegel: Stehen Sie wirklich aufrecht oder kippt das Becken nach hinten, sodass Sie im Hohlkreuz stehen? Sind Ihre Schultern entspannt oder ziehen Sie sie nach vorn, sodass Sie einen leichten Buckel machen?

Aber wieso bemerken wir oft nicht, dass bei unserer Körperhaltung oder beim Bewegen etwas schief läuft? Ganz einfach: Das Gehirn speichert als normal ab, was wir häufig tun. Ich stelle Ihnen deswegen einige Methoden vor, mit denen Sie krankmachende Bewegungsmuster und Fehlhaltung auflösen und körpergerechtes Verhalten erlernen. Aber bitte erwarten Sie nicht gleich nach der ersten Übungsstunde eine Veränderung. Denn was über Jahre oder sogar Jahrzehnte im Gehirn verankert wurde, ist nicht so leicht zu löschen. Es braucht viel Übung, bis sich die neuen Bewegungsabläufe automatisieren.

Rückenschule

In diesen Kursen macht man gezielt Übungen, um all die Muskelgruppen zu stärken, die den Rücken stützen. Außerdem schärft der Trainer das Bewusstsein seiner Schüler für ein rückenfreundliches Verhalten im Alltag. Geübt wird beispielsweise korrektes Heben, ebenso eine rückenfreundliche Sitzhaltung oder rückenfreundliches Stehen. Es gibt auch Betriebssportgruppen, die Rückenschule anbieten. In diesen Kursen wird auch speziell rückengerechtes Verhalten am Arbeitsplatz trainiert.

„Locker und aktiv – der beste Weg zu Rückengesundheit“ – So lautet die Philosophie, die hinter der sogenannten neuen oder modernen Rückenschule steht, die es seit einigen Jahren gibt. Sie verfolgt einen ganzheitlichen Ansatz. Das heißt neben dem, was eine normale Rückenschule vermittelt, werden in den Kursen auch psychische Faktoren wie Stress, Angst, Arbeitsunzufriedenheit und Depression thematisiert. Die Kursteilnehmer lernen, mit regelmäßiger, körperlicher Aktivität psychische Überbelastungen abzubauen, sowie Techniken zur Entspannung. Außerdem wird das Bewusstsein dafür geschärft, dass gelegentliche Rückenschmerzen kein Drama, aber doch ein Warnsignal des Körpers sind, etwas im Alltag zu verändern.

Wem rate ich, eine Rückenschule zu besuchen? Allen Menschen, die immer wieder mal Rückenschmerzen haben und Patienten, die bereits einen Bandscheibenvorfall hinter sich haben. Durch das, was in der Rückenschule erlernt wird, lässt sich in vielen Fällen eine Chronifizierung der Beschwerden oder ein erneuter Bandscheibenschaden verhindern. Wer jedoch bereits chronische, entzündliche oder ungeklärte akute Probleme mit der Wirbelsäule hat, sollte vor einer Anmeldung zur Rückenschule erst Rücksprache mit seinem Orthopäden halten. Denn dann können sogar leichte Bewegungsübungen, die scheinbar keine Anstrengung erfordern, womöglich schädlich sein.

Es gibt zwar bereits gute Rückenschulbücher, Anfänger sollten dennoch erst einen Kurs besuchen, statt die Übungen in Eigenregie durchzuführen. Denn dabei besteht die Gefahr, Bewegungsabläufe falsch zu machen und dadurch sogar erst recht Schmerzen zu bekommen. Viele gesetzliche Krankenkassen übernehmen oder beteiligen sich an den Kosten für einen Rückenschul-Kurs. Voraussetzung dafür ist jedoch, dass er in einem qualifizierten Fitnessstudio stattfindet oder von einem Physiotherapeuten angeboten wird. Zusätzlich müssen die Anbieter dieser Kurse einen entsprechenden Vertrag mit der Krankenkasse abgeschlossen haben.

Alexander-Technik

Diese Methode zur Verbesserung der Selbstwahrnehmung, trägt den Namen ihres Erfinders: Frederick Matthias Alexander (1869–1955). Er war Schauspieler und bekam Probleme mit seiner Stimme. Als die Heiserkeit trotz Sprechtraining und medizinischer Behandlung nicht verschwinden wollte, beobachtete er sich selbst beim Sprechen im Spiegel. Er stellte fest, dass er beim Rezitieren den Kopf in den Nacken zog und dadurch Druck auf seinen Kehlkopf ausübte. Alexander trainierte sich diese Angewohnheit ab und tatsächlich verschwand die Heiserkeit. Aus dieser Erkenntnis heraus erarbeitete er grundlegende Zusammenhänge der gesamten Körperkoordination und begründete damit die Alexander-Technik. Diese Methode ist in Deutschland noch nicht sehr bekannt. Dabei kann sie jedem Menschen helfen – selbst noch im hohen Alter. Man muss für eine Übungsstunde weder sportlich sein noch eine Gymnastikmatte mitbringen. Es genügt bequeme Kleidung zu tragen.

Aber was genau macht man dabei? Alexander-Technik lernt man in aller Regel in Einzelstunden. Dabei üben Sie mit Ihrem Lehrer alltägliche Bewegungsabläufe: etwa „simples“ Gehen, von einem Stuhl aufzustehen, Dinge zu greifen. Dabei lenkt der Coach Ihre Aufmerksamkeit auf festgefahrene Bewegungsabläufe, die bei Ihnen zu Fehlhaltungen und Verspannungen führen. Beides geht meist auf zwei typische Fehler zurück: Zum einen investieren wir in viele Bewegungen zu viel Kraft. Zum anderen bewegen sich Gelenke mit, die für eine Bewegung gar nicht erforderlich sind. Ein typisches Beispiel? Beim Greifen – Bügeln, Putzen, etc. – sollte man darauf achten, dass nur der Arm und nicht die Schulter nach vorne geht. So bleiben Schultergürtel und Nacken entspannt, selbst wenn Sie eine dieser Tätigkeiten längere Zeit durchführen.

Damit körpergerechtes Bewegen so im Gehirn abgespeichert wird, dass es zur Routine wird, lenkt der Alexander-Technik-Lehrer das Bewusstsein seiner Schüler immer wieder auf deren Schwachstellen – verbal und mit manueller Unterstützung – bis sich die harmonischen Bewegungsabläufe automatisiert haben.

Zum besseren Verständnis hier ein konkretes Beispiel: Bücken, wie machen Sie das? Kommt die Bewegung nach unten leicht und energieeffizient aus der Drehung im Hüftgelenk? Oder hauptsächlich aus dem Beugen des Rückens und die Hüfte dreht nur etwas mit? Hoffentlich nicht, denn damit setzen Sie Ihre Bandscheiben unnötig einem starken Druck zwischen den Wirbeln aus.

Die Crux ist jedoch, dass viele Menschen gar nicht so genau wissen, wo sich ihr Hüftgelenk befindet. Das beobachtet die Münchner Alexander-Technik-Lehrerin Sabine Scholz immer wieder bei ihren Schülern. „Nämlich nicht in Höhe des Hüftknochens, wie viele glauben, sondern tiefer – dort, wo der Oberschenkel ins Becken kommt“, erläutert sie und rät: „Visualisieren Sie diese Stelle, um sie zu verinnerlichen.“ Mit dieser Übung von Sabine Scholz können Sie Ihr Gespür für das Kugelgelenk schärfen: Ausgestreckt auf den Boden legen. Ein Knie locker Richtung Brustkorb ziehen, dabei der Drehbewegung in der Hüfte nachspüren. „Genau dieses Drehen sollten Sie dann auch beim Treppensteigen, Aufstehen oder Hinsetzen wahrnehmen“, sagt die Alexander-Technik-Lehrerin.

Dass sich durch Alexander-Technik sogar chronische Rückenschmerzen lindern lassen, zeigen nicht nur die Erfahrungswerte von Sabine Scholz. Eine Studie, die Prof. Paul Little an der University of Southampton durchführte, ergab: Nach 24 Unterrichtsstunden Alexander-Technik hatten die Patienten nur noch drei Schmerztage pro Monat. Das bedeutete eine Verringerung um 86 Prozent.

Wer sein Körperbewusstsein mithilfe der Alexander-Technik verbessern möchte, muss allerdings etwas Geduld mitbringen. Denn bis das Gehirn die falsch abgespeicherten Bewegungsabläufe verlernt und die körpergerechten neu abgespeichert hat, heißt es üben, üben, üben.

Die Krankenkassen bezahlen Alexander-Technik-Stunden nicht. Eine Einzelstunde kostet ab circa 60 Euro.

!

Der israelische Physiker und Judosportler Moshe Feldenkrais war ursprünglich ein Schüler Alexanders. Doch Mitte des 20sten Jahrhunderts entwickelt er seine eigene Methode des „Körperlernens".

Feldenkrais

Auch bei Feldenkrais geht es darum, Bewegungsabläufe über das Bewusstsein und damit über eine neuronale Umprogrammierung im Gehirn zu verbessern. In den Kursen machen die Teilnehmer verschiedene Übungen im Stehen, Gehen, Liegen und Sitzen. Auf Anweisung des Lehrers werden die Bewegungsabläufe immer wieder leicht variiert, dabei stellt er auch Fragen zur Körperwahrnehmung.

Eine Gruppenstunde kostet zwischen 10 und 20 Euro. Für Einzelstunden variieren die Preise zwischen 60 bis 90 Euro. In Ausnahmefällen erstatten Krankenkassen die Kosten. Dafür brauchen Sie jedoch eine ärztliche Verordnung und den Nachweis, dass Ihre Beschwerden nicht mit anerkannten Heilverfahren gelindert werden konnten. Einige Versicherungen erstatten die Gebühren für Feldenkrais-Kurse im Rahmen von Präventionsprogrammen.

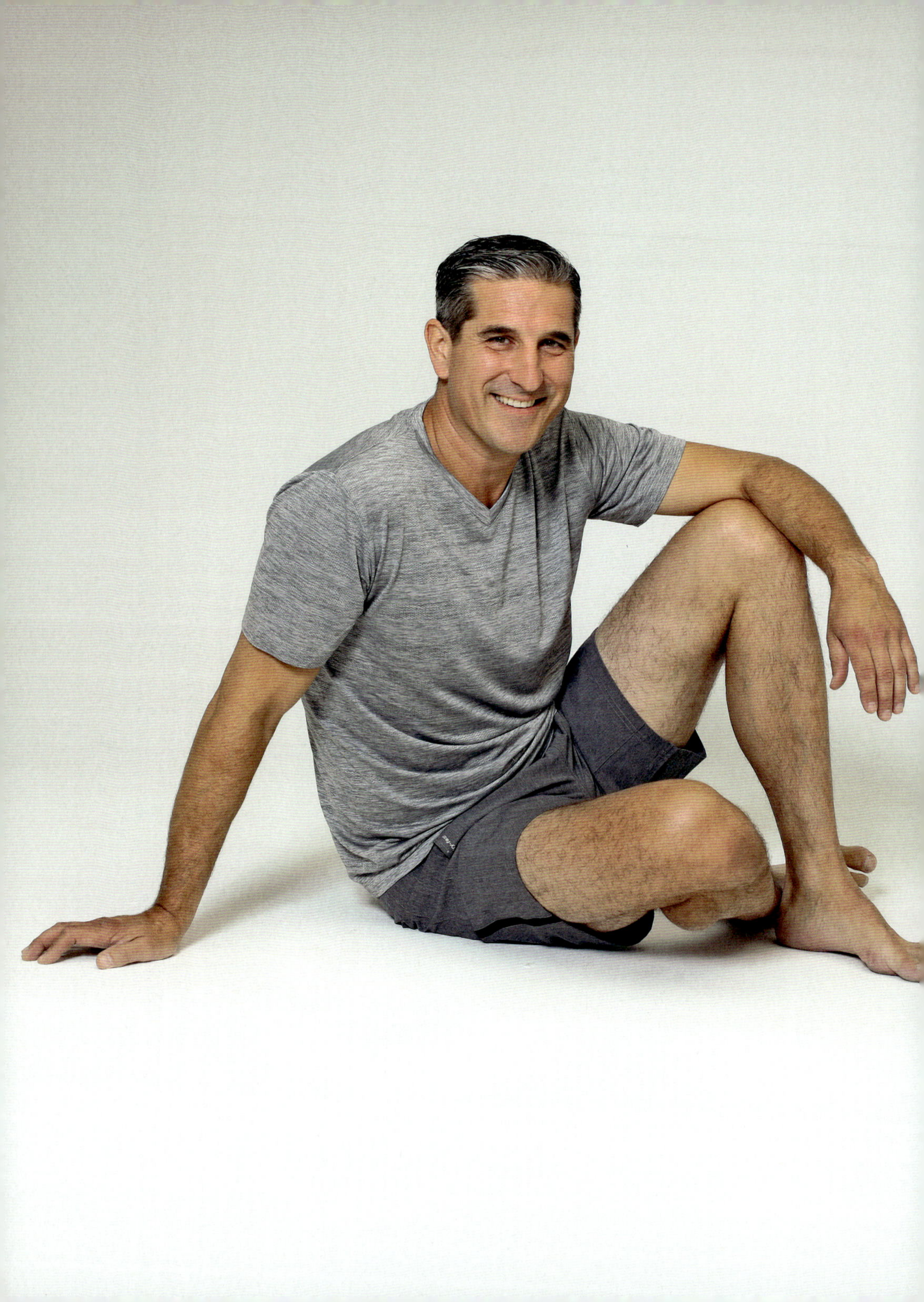

5 x 5 ÜBUNGEN FÜR EINEN STARKEN RÜCKEN

Wenn Sie Rückenschmerzen vermeiden oder loswerden wollen, sind drei Komponenten und ihr ausgewogenes Verhältnis zueinander wichtig: Koordination, Kraft und Beweglichkeit. Für alle drei habe ich Ihnen jeweils die besten fünf Übungen zusammengestellt. Außerdem finden Sie ein Trainingsprogramm für geschmeidige Faszien und fünf Übungen fürs Büro, damit langes Sitzen Ihrem Rücken nicht schadet. Wer es besonders eilig hat, kann sich mit dem Power-Kurzprogramm fit halten.

Wichtig: Wärmen Sie sich vor jedem Training kurz auf, lockern Sie Muskeln und Gelenke. Dafür zwei Minuten auf der Stelle gehen oder langsam joggen, dabei die Arme in großem Bogen schwingen.

DAS FÖRDERT DIE KOORDINATION

Können Sie mühelos auf einem Bein stehen? Bestens, das spricht für ein gutes Koordinationsvermögen. Koordination, das bedeutet nichts anderes, als dass Ihre Sinnesorgane, Ihr Nervensystem und Ihre Skelettmuskulatur harmonisch zusammenarbeiten. Das ist sehr wichtig, denn nur dann können Bewegungen richtig, vollständig, sicher und mit möglichst wenig Energieverbrauch ablaufen. Damit beugen Sie auch Verspannungen im Rücken vor. Gute Koordination fördert zudem die Qualität Ihres Kraft- und Mobilisationstrainings. Dann bekommen die Muskeln eine gute Rückmeldung von den anderen Strukturen im Bewegungsapparat, etwa den Gelenken, den Sehnen oder dem Bindegewebe.

Da koordinative Fähigkeiten nicht angeboren sind, müssen wir sie ein Leben lang erlernen, üben und weiterentwickeln. Koordination lässt sich mit Übungen trainieren, die ziemlich simpel klingen, aber bei der Ausführung Konzentration und Körperspannung erfordern. Ich habe Ihnen fünf effektive Übungen zusammengestellt, die Sie vor Rückenschmerzen bewahren können. Wer seine Koordination regelmäßig trainiert, investiert zudem langfristig in seine Gesundheit: Eine Studie des Instituts für Sportwissenschaft der Universität Freiburg wies nach, dass das sensomotorische Training erheblich zur Sturzprävention im Alter beiträgt.

Wie oft sollten Sie üben? Es spricht nichts dagegen, alle fünf – oder wenn die Zeit knapp ist, auch mal nur eine oder zwei Übungen – täglich durchzuführen. Allerdings nicht direkt nach einem anstrengendem Krafttraining oder wenn Sie sich sehr schlapp fühlen. Sonst fehlt die Sensomotorik und die Qualität der Bewegungsabläufe geht verloren. Sie fühlen sich gerade fit? Dann fangen Sie doch gleich mit dem Training an. Viel Spaß dabei!

Ballverschieben

Wirkung: Spricht vor allem die Schulter- und Brustmuskulatur an. Fördert die Fähigkeit, die Arme in alle Richtungen zu bewegen, ohne dabei im Nacken zu verkrampfen.

Einfache Übung: Aufrecht und einen großen Schritt entfernt vor eine Wand stellen. Dann einen Gymnastikball in Schulterhöhe auf der Wand platzieren und die Unterarme mit den Ellbogen im 90-Grad-Winkel darauf ablegen. Der Körper bildet jetzt eine schräge Linie, der Blick zeigt nach vorn (1). Mit den Unterarmen die Instabilität des Balls ausgleichen, dabei aber nicht die Körperspannung verlieren. Position anfangs 30 Sekunden halten, mit der Zeit auf 60 Sekunden steigern. Darauf achten, dass die Schultern unten bleiben, und nicht ins Hohlkreuz fallen.

Fortgeschrittene Übung: Erst in die Position wie oben beschrieben gehen. Dann mit den Unterarmen den Ball etwas nach oben rollen, wieder nach unten in den 90-Grad-Winkel der Ellbogen zurück (2), wieder hoch und so fort – anfangs 45 Sekunden lang, mit der Zeit auf 60 Sekunden steigern.

Wiederholungen: 1 Mal.

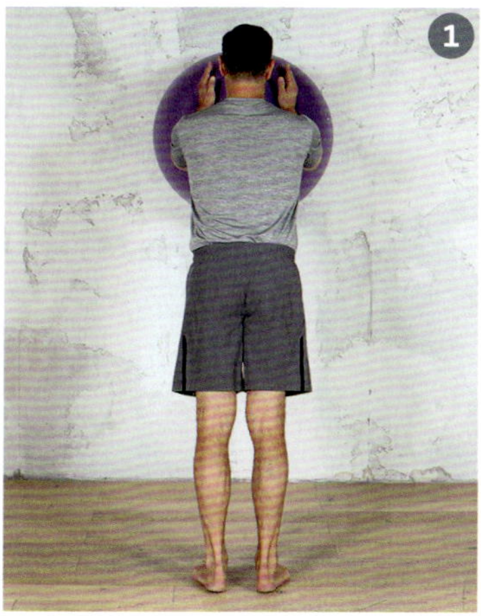

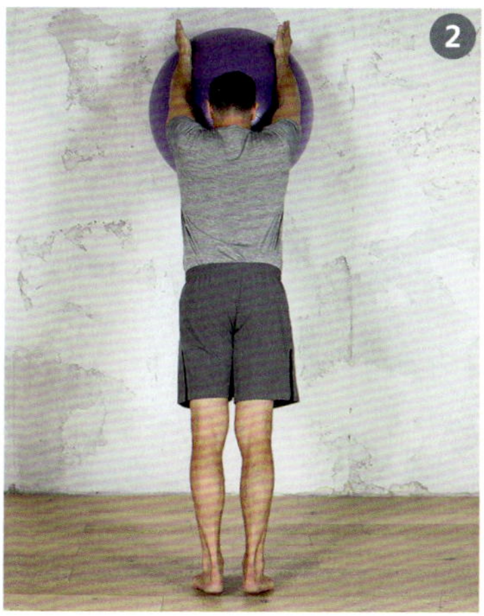

Einbeinstand

Wirkung: Schärft den Gleichgewichtssinn, steuert vor allem die tiefen Rumpfmuskeln sowie die Fuß- und Beinmuskulatur an. Fördert eine aufrechte Haltung beim Stehen und Gehen.

Einfache Übung: Aufrecht mit leicht gebeugten Knien stehen, die Bauchmuskeln anspannen, der Bauchnabel zieht Richtung Wirbelsäule. Der Blick zeigt nach vorn. Jetzt langsam das rechte Bein heben und das Knie 90 Grad anwinkeln (1). Wenn möglich, Arme in Schulterhöhe seitlich ausstrecken. Position anfangs 30 Sekunden halten, mit der Zeit auf 60 Sekunden steigern. Auf der anderen Seite wiederholen.

Fortgeschrittene Übung: Aufrecht stehen wie oben beschrieben. Jetzt das rechte Bein heben, anwinkeln und das Knie mit beiden Händen umfassen (2). Position 60 Sekunden halten. Auf der anderen Seite wiederholen.

Wiederholungen: 1 Mal pro Seite.

Extra-Tipp: Mit den Augen einen festen Punkt an der Wand fixieren. Dann fällt es leichter, das Gleichgewicht zu halten. Darauf achten, dass das Becken beim Beinanheben nicht nach vorn kippt. Sonst kommt Druck auf die Lendenwirbelsäule.

Gut zu wissen: Wackelt der Untergrund beim Üben etwas – zum Beispiel durch eine dicke Schaumstoffmatte, ein Kissen oder eine zusammengelegte Decke – wird das Koordinationstraining noch effektiver.

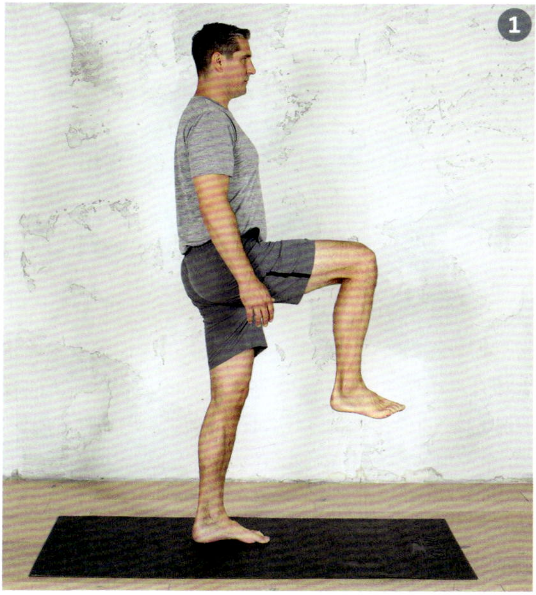

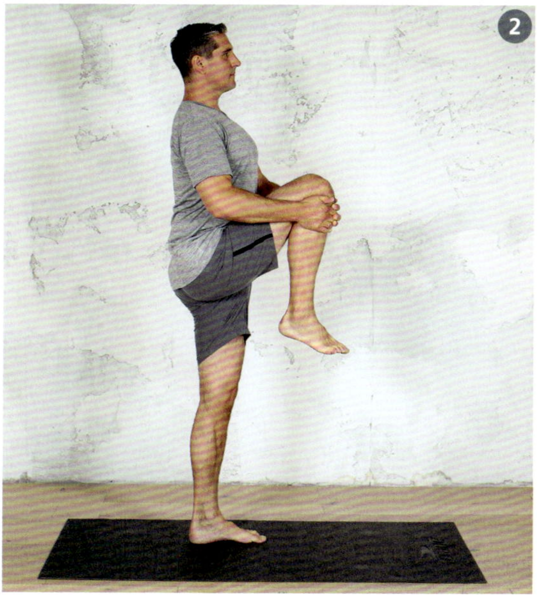

Spiral-Linien-Stretch

Wirkung: Verbessert die Koordinationsfähigkeit von Armen und Beinen und mobilisiert gleichzeitig die gesamte Wirbelsäule.

Die Übung: Mit dem linken Fuß einen weiten Ausfallschritt nach vorn machen. Den Oberkörper abstützen, indem beide Handflächen rechts und links neben dem linken Fuß auf dem Boden platziert werden. Das rechte Bein und die Arme sind gestreckt. Fühlt sich diese Position stabil an, den linken Arm erst anwinkeln (1), dann Richtung Decke führen und strecken. Gleichzeitig dreht sich der Oberkörper nach links auf, der Blick folgt der Hand (2). Diese Position circa 2 Sekunden halten. Dann die linke Hand wieder nach unten führen und anwinkeln. Der Oberkörper dreht dabei in die Ausgangsposition zurück. 2 Sekunden halten, dann linke Hand wieder Richtung Decke führen und so fort. Auf der anderen Seite wiederholen.

Wiederholungen: 3 Mal pro Seite mit je 15 Wiederholungen.

Extra-Tipp: Darauf achten, dass Beine und Hüfte eine gerade Achse bilden, sich also nicht mitdrehen. Außerdem darf das Knie vom vorderen Bein nicht über die Fußspitze schieben. Die Fußspitze des hinteren Beins zeigt nach vorn. Wer das hintere Bein nicht gestreckt halten kann, setzt das Knie auf dem Boden ab. Je weiter hinten, desto mehr Dehnung ist im Hüftbeuger-Muskel zu spüren.

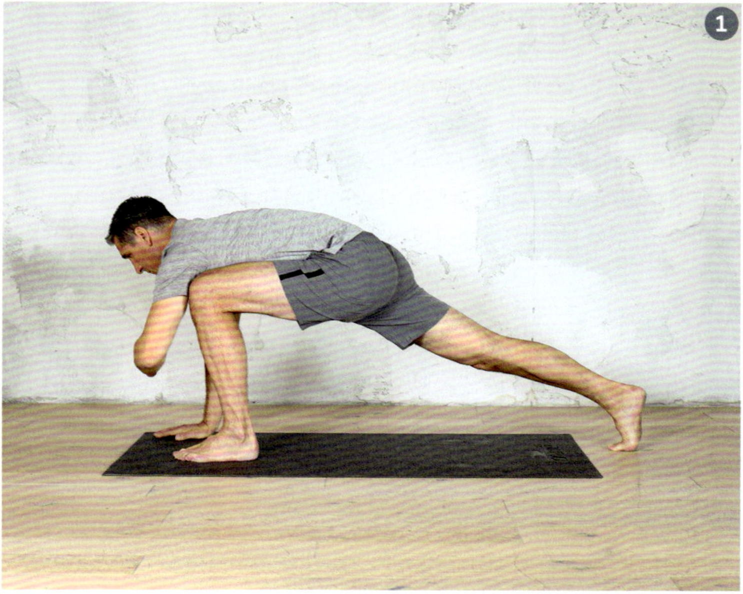
1

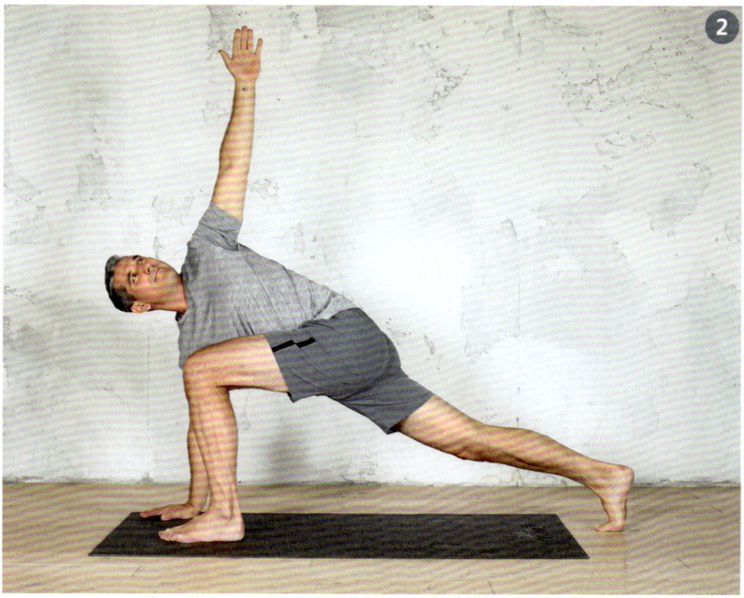
2

Vierfüßler mit Streckung

Wirkung: Verbessert die Koordinationsfähigkeit von Armen und Beinen. Dadurch springen beim Bewegen der Gliedmaßen automatisch die richtigen Muskeln an. Das entlastet die Muskulatur in Nacken, Schultern und unterem Rücken. Gleichzeitig werden die Rücken- und Gesäßmuskeln gekräftigt.

Einfache Übung: In den Vierfüßlerstand gehen. Der Rücken ist dabei gerade. Der Blick zeigt zum Boden. Den Bauchnabel Richtung Wirbelsäule ziehen **1**. Nun den rechten Arm parallel zum Boden nach vorn strecken, der Daumen zeigt zur Decke. Gleichzeitig das linke Bein parallel zum Boden nach hinten strecken, Zehen zeigen Richtung Schienbein **2**. Position 20 Sekunden halten. In den Vierfüßlerstand zurückgehen. Das Ganze auf der anderen Seite wiederholen und so fort.

Fortgeschrittene Übung: Wer die einfache Variante gut beherrscht, legt sich bei der Übung eine dicke Schaumstoffmatte unter die Knie.

Wiederholungen: 3 Mal pro Seite.

Extra-Tipp: Darauf achten, dass die Schulter über dem Handgelenk und die Hüfte über dem Knie bleibt. Nicht ins Hohlkreuz fallen.

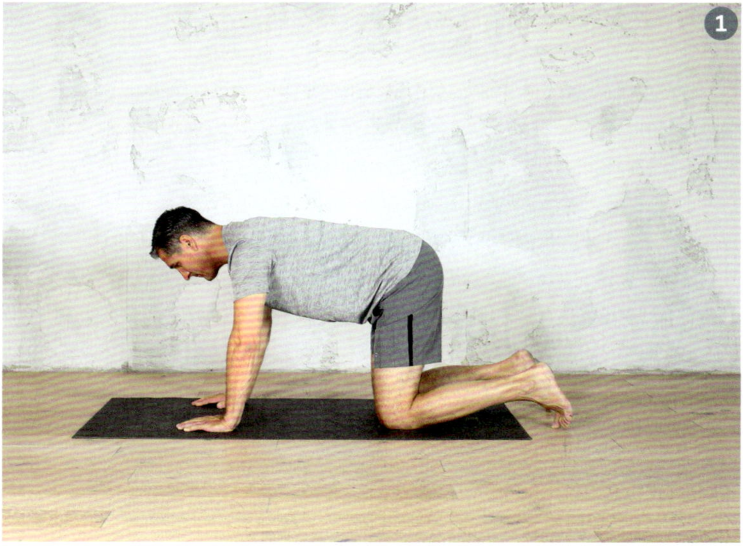
1

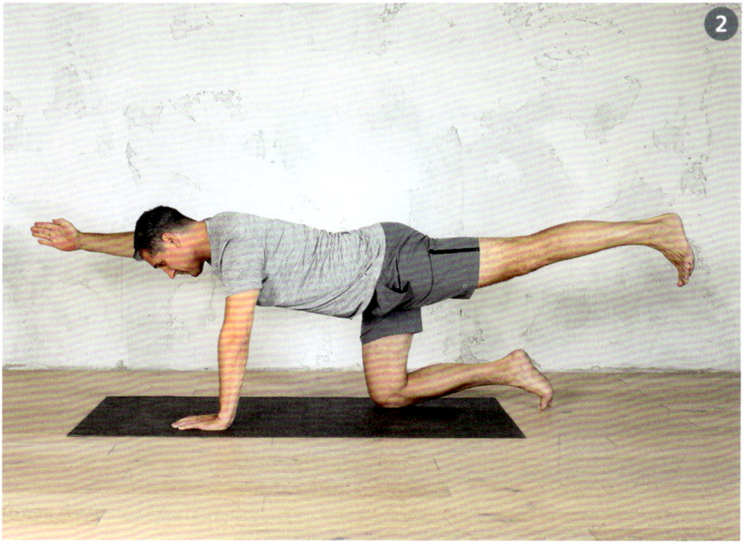
2

Einarmiger (Knie-)Liegestütz

Wirkung: Verbessert in der einfachen Variante das Koordinationsvermögen im Oberkörper und kräftigt den Rumpf. Die fortgeschrittene Variante trainiert den ganzen Körper.

Einfache Übung: Auf die Knie gehen, Beine hüftbreit, Zehenspitzen aufstellen. Oberkörper auf den gestreckten, schulterbreit positionierten Armen abstützen. Nun die rechte Hand auf die linke Schulter legen (1). Position 10 bis 20 Sekunden halten. Rechte Hand wieder auf dem Boden absetzen, dann linke Hand auf der rechten Schulter ablegen. Position 10 bis 20 Sekunden halten und so fort.

Fortgeschrittene Übung: In den Liegestütz gehen. Der Blick zeigt nach unten (2). Jetzt rechte Hand auf die linke Schulter legen (3). Position 30 Sekunden halten. Rechte Hand wieder auf dem Boden absetzen, dann linke Hand auf der rechten Schulter ablegen. Position 30 Sekunden halten und so fort.

Wiederholungen: 3 Mal pro Seite.

Extra-Tipp: Nicht ins Hohlkreuz fallen. Die Schultern bleiben von den Ohren weg, sonst verspannt der Nacken. Die einfache Übung wird etwas schwerer, wenn man beide Knie 2, 3 Zentimeter abhebt.

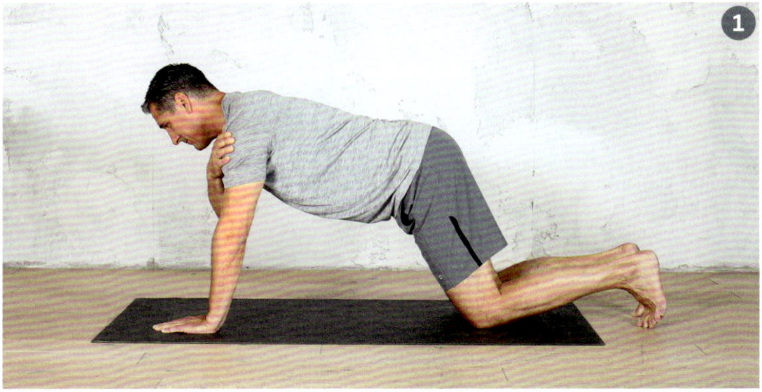
1

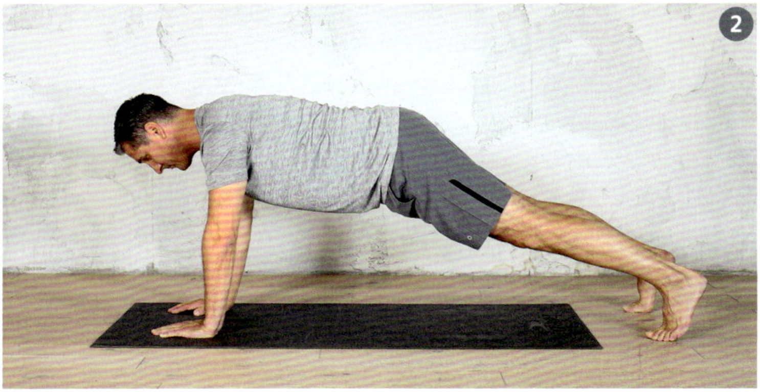
2

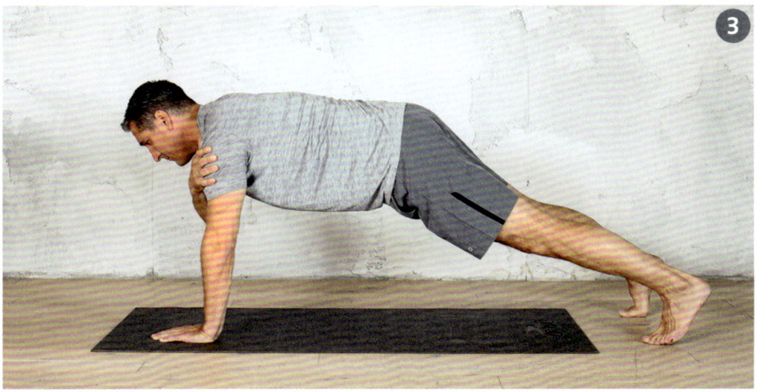
3

DAS GIBT KRAFT

Über 80 Prozent der Rückenschmerzen sind muskulär bedingt. Ist die Muskulatur in Bauch und Kreuz zu schwach – etwa weil wir uns zu wenig oder nur einseitig bewegen –, kann sie eine ihrer wichtigsten Aufgaben nicht mehr erfüllen, nämlich unsere Wirbelsäule zu stützen und wie ein Rundum-Airbag abzusichern. Entscheidend ist, dass wir alle Muskeln im Rumpf gleichmäßig trainieren. Ein muskuläres Ungleichgewicht würde den Rücken mit der Zeit in Schieflage bringen. Das führt erst zu schmerzhaften Verspannungen und Triggerpunkten, später womöglich auch zu Verschleiß direkt an der Wirbelsäule.

Damit es bei Ihnen erst gar nicht so weit kommt, habe ich die fünf besten Übungen für einen starken Rumpf zusammengestellt, die Sie idealerweise hintereinander ausführen. Um Ihre Kraft effektiv zu trainieren, sollten Sie die Übungen mindestens zweimal pro Woche machen. Zwischen den Einheiten brauchen die Muskeln jedoch mindestens einen Tag zur Regeneration. Beginnen Sie mit den Übungen für Anfänger und wenn die gut klappen machen Sie die für Fortgeschrittene. Achten Sie dabei auf Ihre individuelle Konstitution: Sich zu überfordern ist nämlich genauso kontraproduktiv, wie sich zu wenig anzustrengen.

Die Übungen können auch helfen, wenn Sie bereits Schwachstellen im Rücken haben – etwa durch Verspannungen oder einen alten Bandscheibenvorfall. In diesem Fall sollten Sie sich, bevor Sie mit dem Training beginnen, von Ihrem Orthopäden beraten lassen, wie intensiv Sie sich belasten dürfen. Sollten Sie beim Training Schmerzen haben, bitte ebenfalls Rücksprache mit Ihrem Arzt halten! Viel Spaß beim Trainieren!

!

Muskeln wachsen nur, wenn sie immer wieder neue Reize bekommen, sprich mehr leisten müssen.

Rückenstrecker

Wirkung: Kräftigt die gesamte Rückenmuskulatur, auch die kleinen, tiefen Haltemuskeln um die Wirbelsäule.

Die Übung: In den Vierfüßlerstand gehen. Jetzt den rechten Ellbogen und das linke Knie unter dem Körper zusammenführen, der Rücken wölbt sich dabei automatisch nach oben, 3 Sekunden in der Position bleiben (1). Dann den rechten Arm nach vorn und das linke Bein nach hinten strecken: der Rücken wird gerade (2). 3 Sekunden in der Position bleiben. Jetzt wieder rechten Ellbogen und linkes Knie zusammenführen und so fort. Das Ganze auf der anderen Seite wiederholen.

Wiederholungen: 3 Sätze pro Seite mit je 15 Wiederholungen für Anfänger. Fortgeschrittene wiederholen die Übung pro Satz so lange, bis sie die Anstrengung deutlich in den Muskeln spüren.

Extra-Tipp: Darauf achten, die Bewegungen möglichst fließend durchzuführen und in der gestreckten Position nicht ins Hohlkreuz zu fallen.

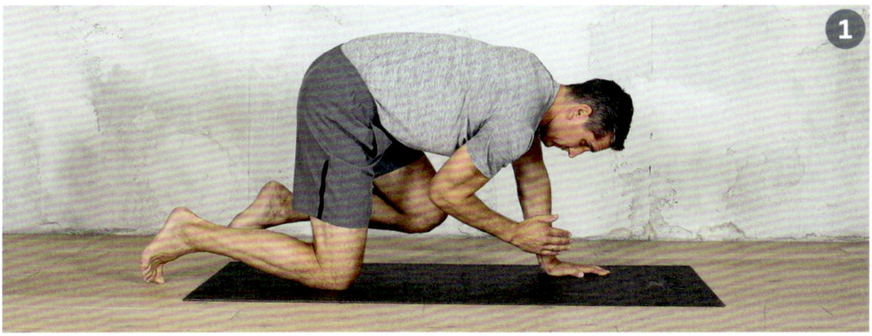

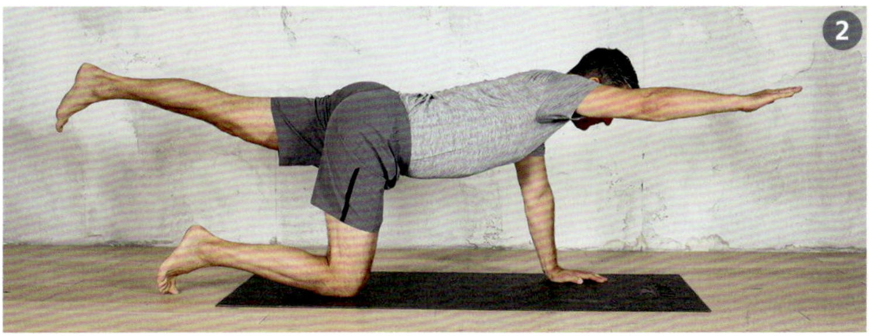

Planke

Wirkung: Aktiviert und kräftigt vor allem die Bauchmuskulatur. Trainiert aber auch Trizeps, Schulter-, Brust- und Beinmuskeln und stabilisiert damit den gesamten Rumpf.

Einfache Übung: Mit gestreckten Beinen auf den Bauch legen, die Unterarme parallel zueinander aufstützen. Zehenspitzen aufsetzen und den Po anheben bis Rücken, Becken und Beine eine gerade Linie bilden (1). Position möglichst 30 Sekunden halten und mit der Zeit auf 45 Sekunden steigern.

Fortgeschrittene Übung: Wie oben beschrieben in die Planken-Position gehen. Dann 45 bis 60 Sekunden lang abwechselnd die Beine etwas anheben (2).

Wiederholungen: 3 Mal, dazwischen alle Muskeln locker lassen.

Extra-Tipp: Darauf achten, dass sich die Ellbogen direkt unter den Schultern befinden. Nicht ins Hohlkreuz fallen! Den Po nicht zu weit nach oben schieben. Damit wird die Übung zwar einfacher, ist dann aber nicht mehr so effektiv.

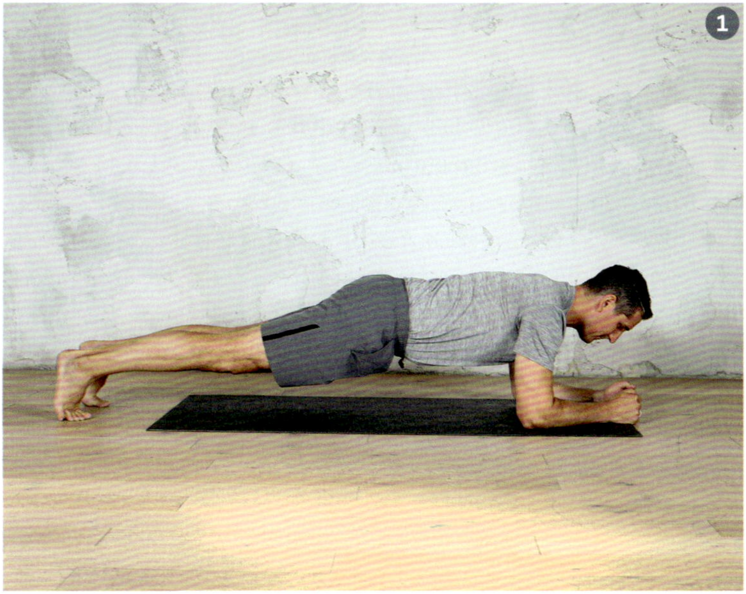

1

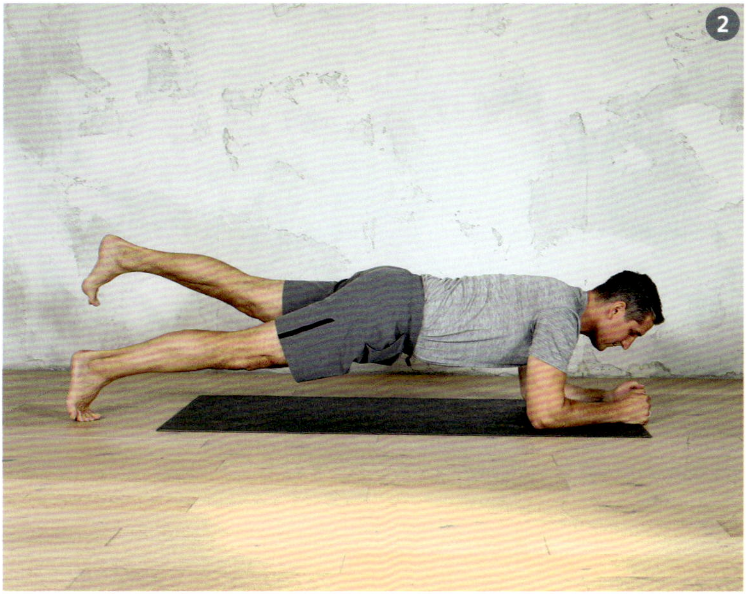

2

Rumpfheber

Wirkung: Kräftigt in der einfachen Ausführung vor allem Nacken, Schultern und den oberen Rücken. In der fortgeschrittenen Variante die gesamte Rückenmuskulatur.

Einfache Übung: Flach auf den Bauch legen, die Beine sind dabei leicht geöffnet. Die Zehen aufstellen, die Fingerspitzen berühren sich vor der Stirn. Jetzt Po und Bauchmuskeln anspannen, dabei das Schambein in den Boden drücken und den Oberkörper langsam anheben (1). Position zehn bis fünfzehn Sekunden halten. Oberkörper wieder absenken.

Fortgeschrittene Übung: Wie oben beschrieben, aber zeitgleich mit dem Oberkörper auch beide Beine anheben (2). Position 15 bis 20 Sekunden halten. Oberkörper und Beine gleichzeitig absenken.

Wiederholungen: Anfänger 3 Mal, Fortgeschrittene 5 Mal. Dazwischen alle Muskeln locker lassen.

Extra-Tipp: Darauf achten, dass der Blick auf den Boden gerichtet ist und der Hals lang bleibt. Sonst verkrampft die Nackenmuskulatur.

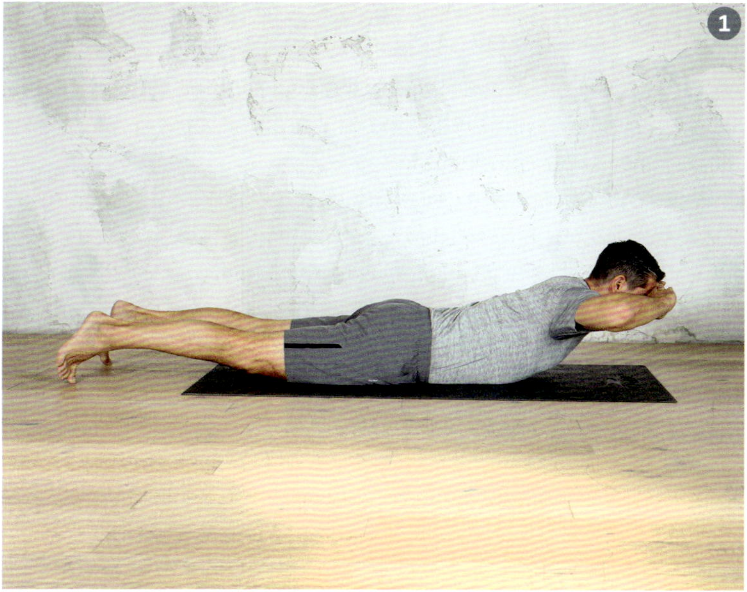
1

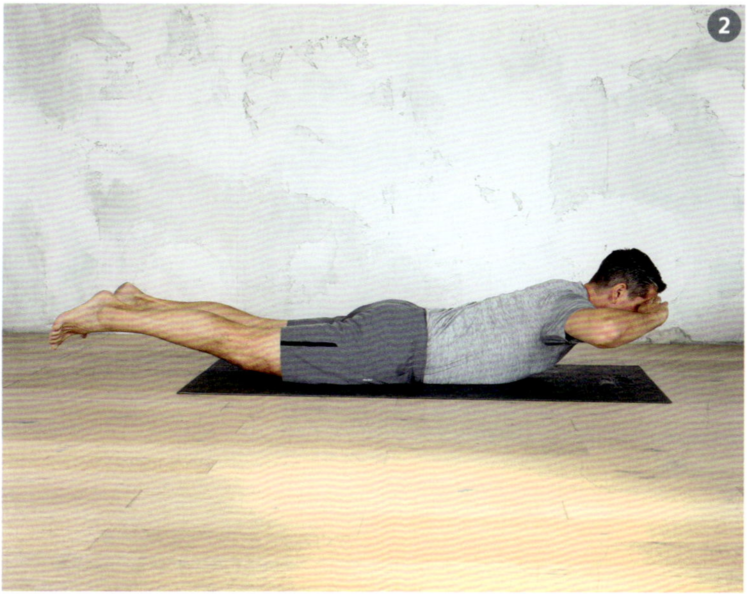
2

Beckenheber

Wirkung: Schützt die Lendenwirbelsäule, weil die Muskeln im unteren Bauch und Rücken, im Gesäß und in den Oberschenkeln gekräftigt werden.

Einfache Übung: Auf dem Rücken liegen, Arme vor der Brust verschränken. Füße stehen hüftbreit auseinander, Knie sind angewinkelt ❶. Jetzt das Becken so weit nach oben schieben, dass Oberschenkel und Rumpf eine Linie bilden ❷. 3 Sekunden halten, dann Becken bis kurz über den Boden absenken. 3 Sekunden halten, Becken nach oben schieben und so fort.

Fortgeschrittene Übung: Wie oben beschrieben, aber Beine etwas enger positionieren. Beim Anheben des Beckens rechtes Bein so strecken, dass die Oberschenkel parallel stehen ❸, 3 Sekunden halten. Beim Senken des Beckens Fuß abstellen, 3 Sekunden halten, beim nächsten Anheben linkes Bein strecken und so fort.

Wiederholungen: 3 Sätze mit anfangs je 12 Wiederholungen – Anzahl nach und nach steigern. Fortgeschrittene machen so viele Wiederholungen, bis sie die Anstrengung in den Muskeln deutlich spüren.

Extra-Tipp: Darauf achten, dass das Becken nicht seitlich wegkippt. Nacken und Schultern bleiben entspannt.

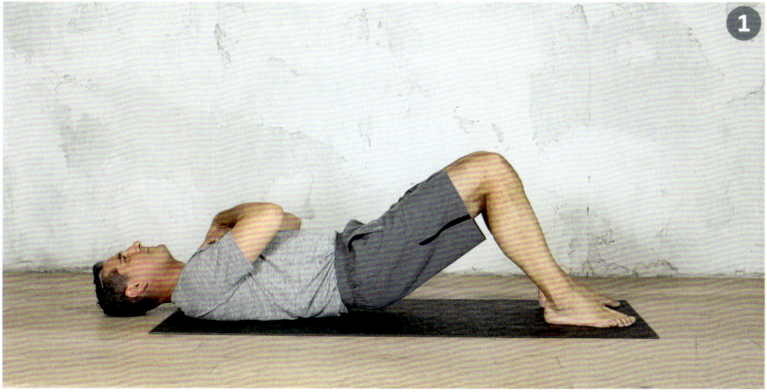
1

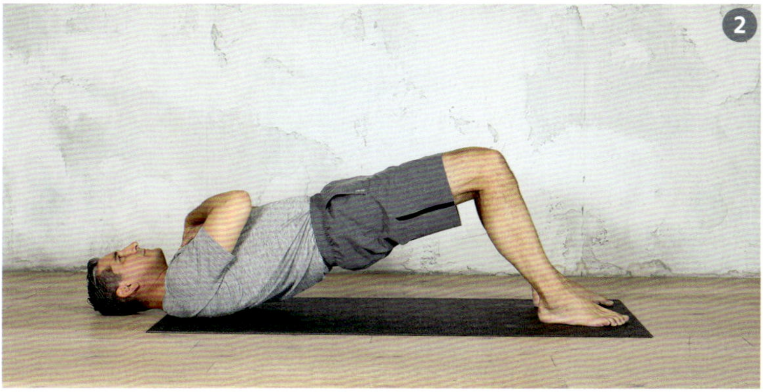
2

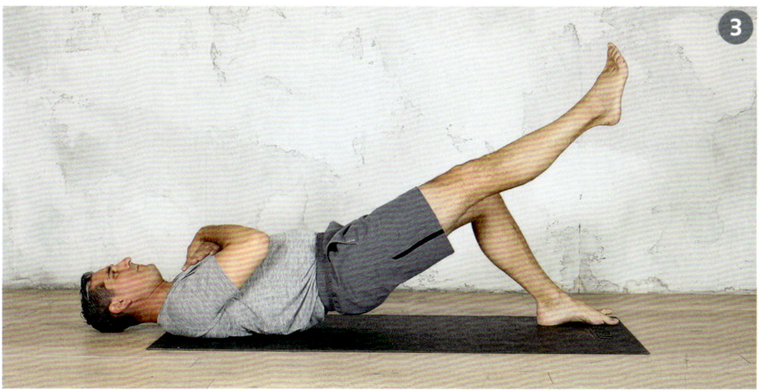
3

Seitstütz

Wirkung: Kräftigt vor allem die schrägen und tiefen Bauchmuskeln sowie die seitliche Rückenmuskulatur.

Einfache Übung: Auf die Seite legen, die Beine sind gestreckt, die Füße liegen aufeinander. Auf dem rechten Unterarm abstützen, die linke Hand in der Taille abstützen. Dann den Körper anheben, sodass er eine gerade Linie mit den Beinen bildet (1). Position möglichst 30 Sekunden halten und mit der Zeit auf 45 Sekunden steigern, Körper senken. Auf der anderen Seite wiederholen. Sollte das zu schwierig sein: Noch einfacher wird die Übung, wenn die Beine leicht angewinkelt sind und die Knie beim Beckenheben am Boden bleiben.

Fortgeschrittene Übung: Ausgangsposition ist die gerade Körperlinie wie oben beschrieben. Dann den linken Arm erst nach oben (2), dann unter (3) den Brustkorb führen, wieder nach oben und so fort – Bewegung insgesamt 15 bis 20 Mal wiederholen. Linke Hand wieder in Taille stützen und Körper auf dem Boden ablegen. Auf der anderen Seite wiederholen.

Wiederholungen: 3 Mal pro Seite.

Extra-Tipp: Bei allen Varianten darauf achten, dass der Ellbogen direkt unter der Schulter liegt.

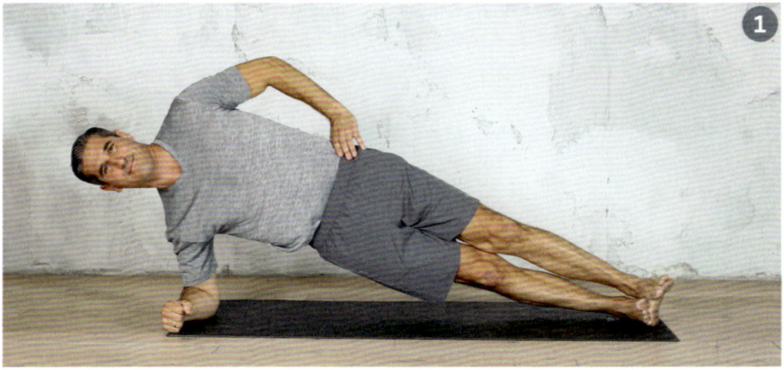
1

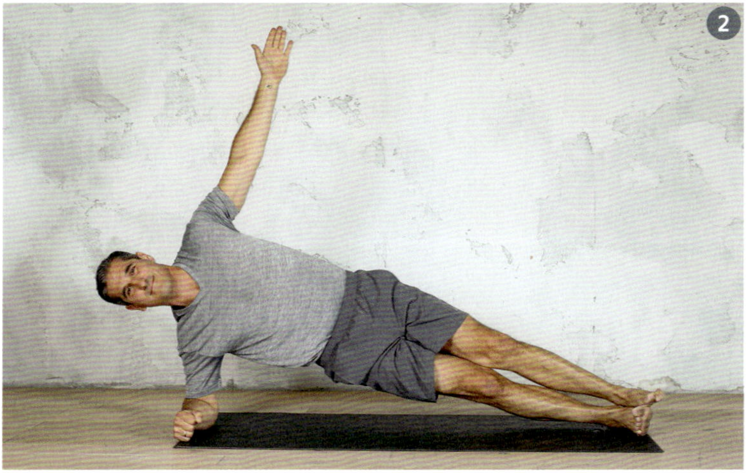
2

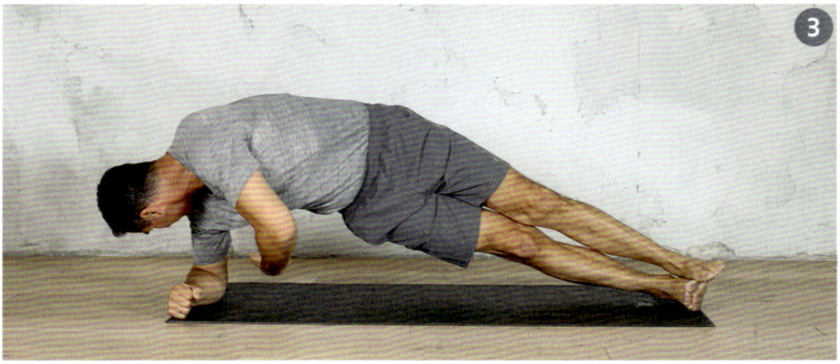
3

DAS MACHT BEWEGLICH

!

Egal wie alt Sie sind: Muskeltraining geht immer! Übertreiben Sie es aber damit als Einsteiger nicht.

Man mag es kaum glauben: Aber trainieren wir die Flexibilität unseres Körpers nicht, wird er bereits ab dem 25. Lebensjahr immer unbeweglicher. Ab 50 verstärkt sich die Steifigkeit immer schneller. Wer dann im Berufsalltag Muskulatur und Wirbelsäule auch noch durch einseitige Belastung – etwa viel Sitzen, langes Stehen oder häufiges Knien – strapazieren muss, wird schnell über einen verspannten Rücken klagen.

Damit Sie keine Schmerzen im Kreuz bekommen oder verspannungsbedingte Beschwerden wieder loswerden, habe ich Ihnen in diesem Kapitel die fünf der besten Übungen für einen geschmeidigen Rücken zusammengestellt. Sie können in jedem Alter – auch noch mit über 70 oder 80 Jahren – mit dem Dehnen der Muskeln und der Mobilisation der Wirbelsäule beginnen. Aber bitte, gehen Sie dabei immer ganz sanft vor! Drücken oder zwingen Sie sich nie in eine Position. Sie dürfen und sollen die Dehnung deutlich spüren, aber sie soll nicht richtig wehtun. Außerdem bitte bei den Mobilisationsübungen nie schnelle oder ruckartige Bewegungen machen. Falscher Ehrgeiz beim Training verbessert sicher nicht Ihre Beweglichkeit, sondern erhöht höchstens das Verletzungsrisiko. Wichtig ist auch, dass die Muskulatur warm ist, wenn Sie mit dem Training beginnen, etwa nach den Kraftübungen. Denn kalte Muskeln sind anfälliger für Zerrungen.

Ideal wäre, wenn Sie täglich 5 bis 10 Minuten trainieren. Bekommen Sie beim Üben Schmerzen, bitte mit Ihrem Orthopäden Rücksprache halten. Wer bereits Einschränkungen durch Erkrankungen, Unfälle oder Operationen hat, sollte vorab therapeutische Hilfe in Anspruch nehmen und sich zeigen lassen, wie viel Dehnung und Mobilisation individuell zuträglich ist.

Katzenbuckel

Wirkung: Mobilisiert die einzelnen Wirbelkörper und dehnt die gesamte Rückenmuskulatur. Zudem wird die tiefliegende Haltemuskulatur um die Wirbelsäule gekräftigt.

Die Übung: In den Vierfüßlerstand gehen. Den Bauchnabel fest Richtung Wirbelsäule ziehen. Dann den Rücken vom Steißbein bis zum Scheitel Wirbel für Wirbel wie einen Katzenbuckel nach oben wölben. Der Kopf wandert dabei langsam Richtung Brust 1. Position für 3 Sekunden halten. Jetzt vom Becken aus Wirbel für Wirbel abrollen und sanft ins Hohlkreuz gehen. Den Kopf dabei sehr vorsichtig in den Nacken legen, aber nicht überstrecken 2. Position für 3 Sekunden halten. Wieder einen Katzenbuckel machen und so fortfahren.

Wiederholungen: 3 Sätze mit je 10 bis 15 Wiederholungen, dazwischen kurze Pause machen.

Extra-Tipp: Darauf achten, dass sich die Hände direkt unter den Schultern befinden, die Knie unter den Hüftgelenken. Die Bewegungen langsam und vorsichtig durchführen.

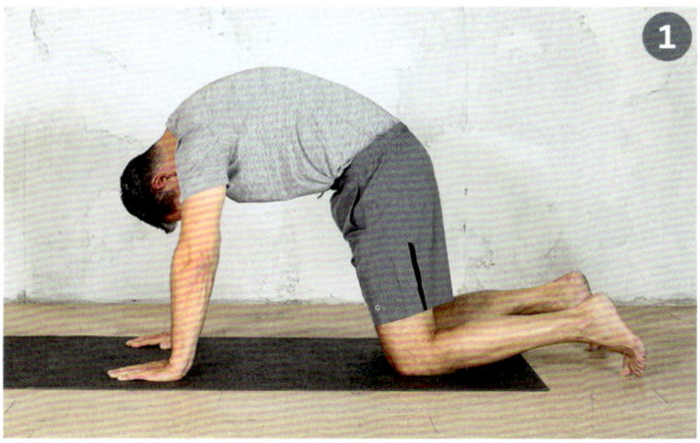

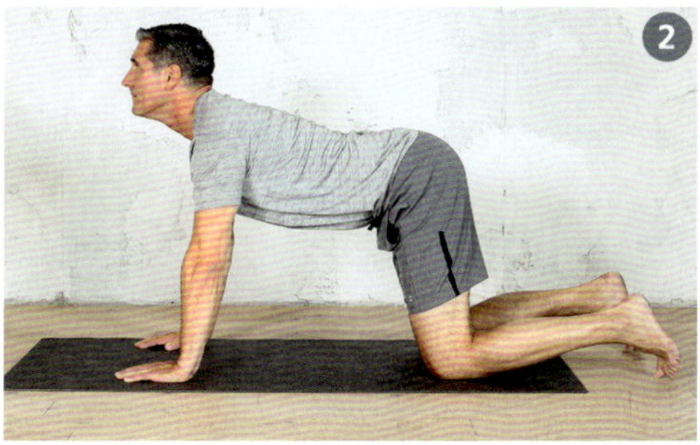

Dreieck

Wirkung: Verbessert die Beweglichkeit der Brustwirbelsäule, dehnt die hintere Bein- und die Nackenmuskulatur, löst Verspannungen im Schulterbereich und kräftigt die Armmuskeln, besonders den Trizeps.
Die Übung: In die Hocke gehen, die Beine sind hüftbreit geöffnet. Die Hände weit vor dem Körper abstützen, sie sind etwa schulterbreit geöffnet ❶. Dann den Po Richtung Decke schieben, dabei Arme strecken und Ellenbogen leicht nach außen drehen. Gleichzeitig auch die Beine strecken – wenn möglich bleiben die Fersen am Boden. Das Kinn wandert Richtung Brust. Der Körper bildet jetzt ein Dreieck ❷. Position anfangs 10 bis 15 Sekunden halten, mit der Zeit auf 30 bis 45 Sekunden steigern.
Wiederholungen: 1 Mal.
Extra-Tipp: Das Gewicht gleichmäßig auf Handflächen und Finger verteilen, um die Handgelenke zu entlasten. Die Schultern bleiben weg von den Ohren. In der Position ruhig weiteratmen!

Gut zu wissen: Möglichst entspannt in der Dehnung verharren. Dann spüren Sie, wie die Muskeln langsam länger werden.

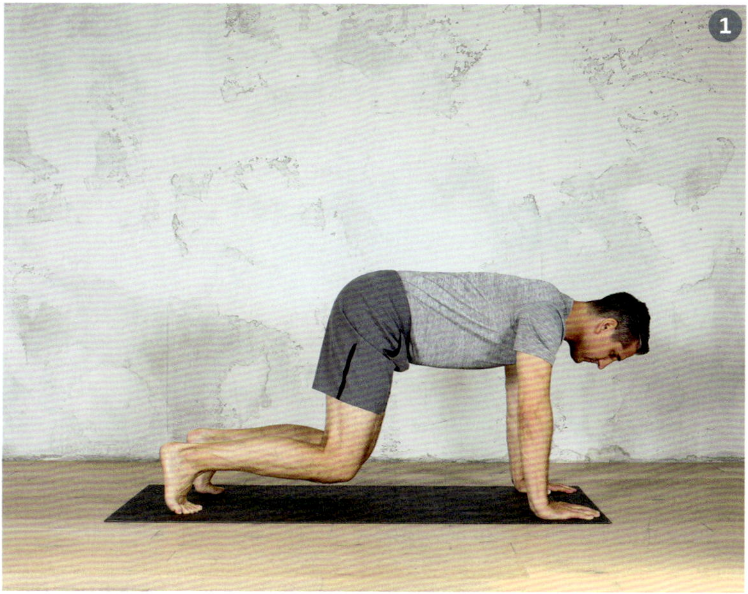
1

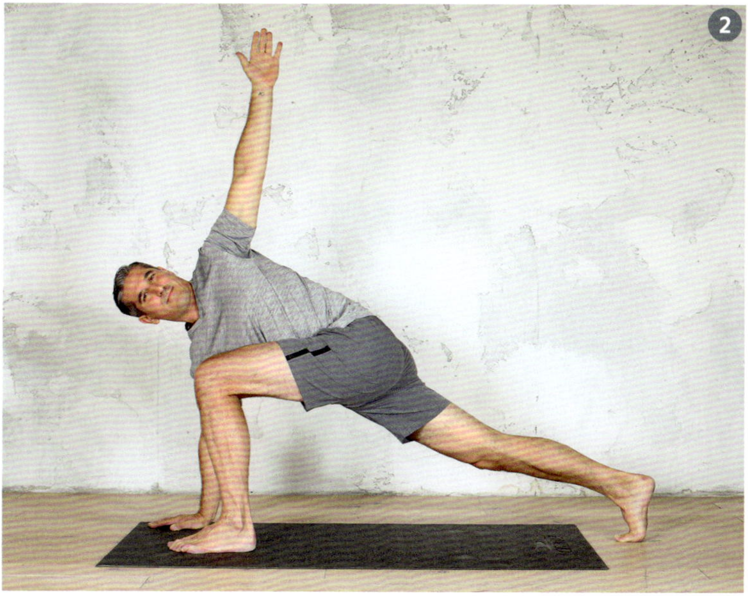
2

Drehsitz

Wirkung: Dehnt vor allem die Brust-, schrägen Bauch- und Gesäßmuskeln. Mobilisiert die Wirbelsäule – ganz besonders im Brustbereich.

Einfache Übung: Aufrecht mit gestreckten Beinen sitzen. Den rechten Fuß neben der Außenseite des linken Knies abstellen **1**. Den Rumpf nach links drehen, dabei mit gestrecktem rechten Arm gegen den Oberschenkel des rechten Beins drücken. Die linke Hand mit gestrecktem Arm hinter dem Körper absetzen. Der Oberkörper bleibt dabei aufrecht. Jetzt über die linke Schulter blicken. Position 10 Sekunden halten. Zurück zur Ausgangsposition, auf der anderen Seite wiederholen.

Fortgeschrittene Übung: Aufrecht mit gestreckten Beinen sitzen. Den rechten Fuß neben der Außenseite des linken Knies abstellen. Den linken Fuß Richtung Po ziehen. Mit der linken Hand das rechte Knie umfassen und gleichzeitig den Rumpf nach rechts drehen. Die rechte Hand mit gestrecktem Arm hinter dem Körper absetzen. Der Blick zeigt über rechte Schulter. Position 15 bis 20 Sekunden halten. Zurück zur Ausgangsposition, auf der anderen Seite wiederholen.

Wiederholungen: 3 Mal pro Seite.

Extra-Tipp: Die Gesäßknochen sollen am Boden bleiben. Den hinten aufgestützten Arm möglichst nah am Körper halten. Darauf achten, dass die Drehung aus der Brustwirbelsäule und nicht aus der Schulter erfolgt.

Gut zu wissen: Der Drehsitz hält nicht nur den Rücken elastisch. Die Übung aus dem Yoga massiert auch die Bauchorgane. Deshalb wird sie von Yoga-Meistern zur Selbsthilfe bei Verdauungsstörungen und Verstopfung empfohlen. Die verdrehte Haltung soll zudem die Leber aktivieren und damit für eine bessere Entgiftung des Körpers sorgen.

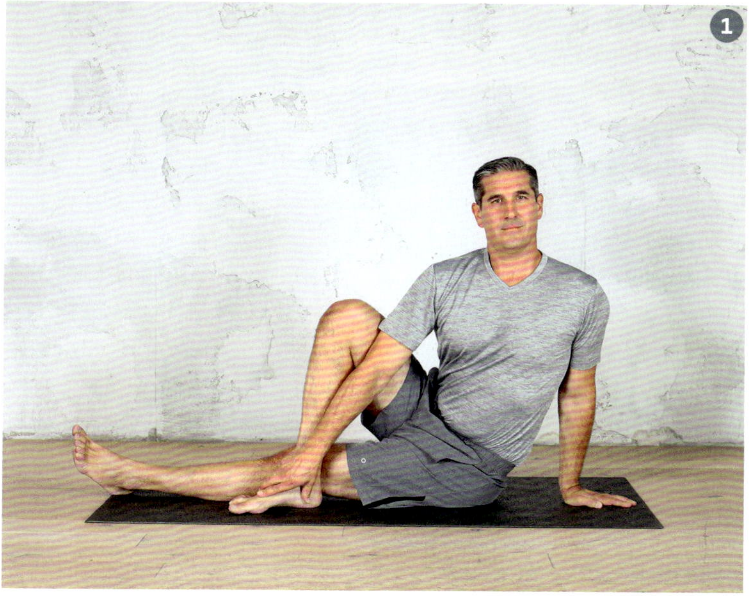

Päckchen

Wirkung: Dehnt vor allem den großen Gesäßmuskel, aber auch etwas den unteren Rücken und die Oberschenkelmuskulatur. Lockert die Rückenmuskulatur.

Einfache Übung: Auf den Rücken legen und die Beine hüftbreit anstellen. Dann den rechten Knöchel auf dem linken Oberschenkel unterhalb des Knies legen. Rechtes Knie nach außen drücken ❶. Jetzt mit beiden Händen die linke Kniekehle umfassen und den Oberschenkel möglichst weit Richtung Körper ziehen, die Schultern heben dabei vom Boden ab, das Kinn zieht Richtung Bauch ❷. Position 10 bis 20 Sekunden halten. Auf der anderen Seite wiederholen.

Fortgeschrittene Übung: Wie oben beschrieben, aber die Schultern und der Kopf bleiben entspannt auf dem Boden liegen. Das verstärkt die Dehnung. Position 20 Sekunden halten. Auf der anderen Seite wiederholen.

Wiederholungen: 3 Mal pro Seite, dazwischen kurze Pause machen.

Extra-Tipp: Wer zusätzlich die Oberschenkelrückseite dehnen möchte, streckt das linke Bein Richtung Decke und zieht die Fußspitze zum Schienbein.

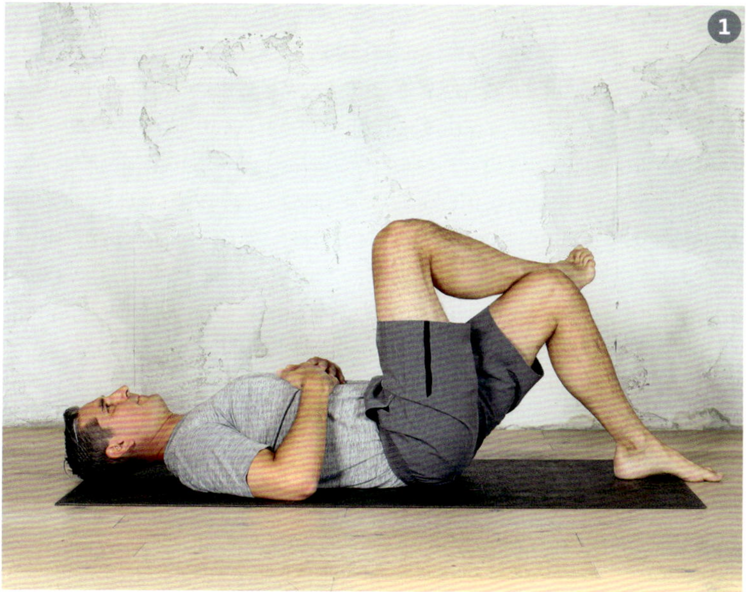
1

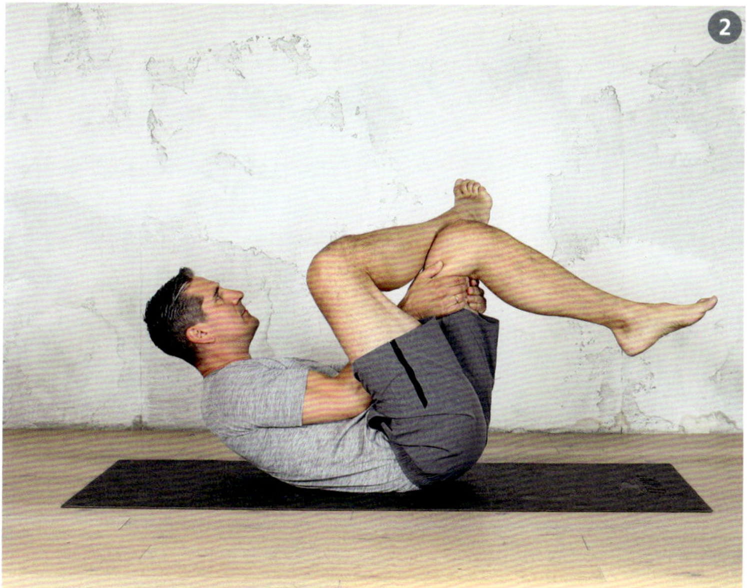
2

Scheibenwischer

Wirkung: Mobilisiert die Wirbelsäule – vor allem im unteren Rücken. Außerdem werden die Bauch-, Schulter- und Nackenmuskeln gedehnt.
Die Übung: Auf den Rücken legen, Beine anheben und anwinkeln, die Knie bleiben zusammen, die Zehenspitzen zeigen Richtung Decke. Die Arme liegen in Schulterhöhe T-förmig links und rechts auf dem Boden (1). Dann die Knie geschlossen rechts auf dem Boden ablegen. Wenn möglich bleiben dabei beide Schulterblätter am Boden (2). Position 10 bis 20 Sekunden halten. Die Knie zur Mitte zurückführen und das Ganze auf der anderen Seite wiederholen und so fort.
Fortgeschrittene Übung: Wie oben beschrieben, aber wenn die Knie nach rechts zum Boden geführt werden, gleichzeitig den Kopf nach links drehen. Das verstärkt die Dehnung.
Wiederholungen: 3 Mal pro Seite.
Extra-Tipp: Darauf achten, dass die Knie zusammenbleiben. Wer im unteren Rücken Beschwerden hat, sollte den Bewegungsradius reduzieren.

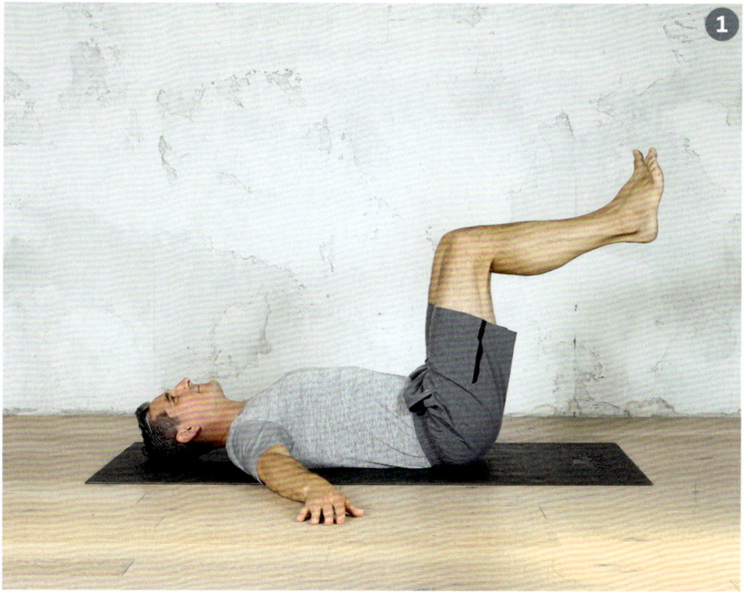
1

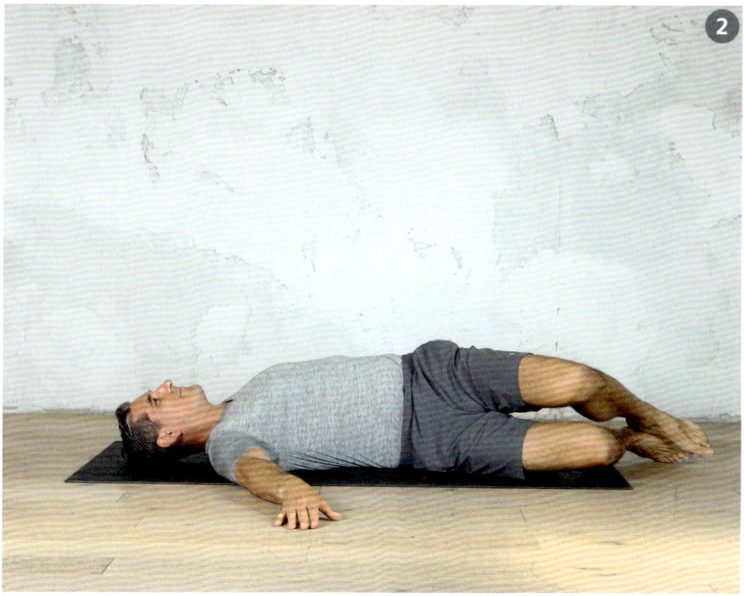
2

FÜR GESCHMEIDIGE FASZIEN

Nicht immer ist eine verspannte Muskulatur an unspezifischen Rückenschmerzen schuld. Die Ursache können auch verfilzte Faszien sein. Gleitet dieses weißliche bis transparente Bindegewebe nicht mehr frei über die Muskeln, gerät der Rücken in Schieflage – und tut weh. Damit das Bindegewebe elastisch und flexibel bleibt, muss es permanent nach allen Seiten gedehnt werden. Bei zu wenig oder zu einseitiger Bewegung wuchern schnell ungeordnete Querverbindungen. Wenn Sie also tagsüber an Ihren PC „gebunden sind", sollten Sie zum Ausgleich regelmäßig etwas für Ihre Faszien tun.

Dehnübungen und sanftes Federn oder Wippen verwandeln verfilztes Bindegewebe wieder in ein flexibles Fasernetz. Auch die folgenden fünf Übungen mit der Faszien-Rolle lösen Verfilzungen und beugen Schmerzen vor. Machen Sie sie mindestens zweimal wöchentlich. Beim Rollen werden verkürzte oder unflexible Bindegewebsstränge mit einem konstanten Druck dann wieder in die Länge gewalzt. Die Wirkung ähnelt der einer Selbstmassage. Bei starken Beschwerden sollten Sie die Rolle jedoch zunächst nicht benutzen, sondern zu einem Therapeuten gehen, der das Bindegewebe mittels starkem Fingerdruck wieder dorthin schiebt, wo es hingehört. Das können beispielsweise Rolfing-Therapeuten oder Osteopathen.

Faszien-Rollen gibt es in verschiedenen Größen und Härtegraden. Anfänger kommen mit weichen oder mittelharten Rollen besser zurecht als mit den harten. Für die folgenden Übungen benötigen Sie eine Faszien-Rolle mit mindestens 30 Zentimeter Länge und 15 Zentimeter Durchmesser. Ihre liegt schon parat? Dann viel Spaß beim Üben!

Nacken-Massage

Wirkung: Durchblutet die Muskulatur im Schulter-Nacken-Bereich besser, gibt den Faszien im Bereich der Halswirbelsäule Länge und fördert ihre Flexibilität.

Die Übung: Aufrecht mit dem Rücken an eine Wand stellen. Die Füße sind hüftbreit geöffnet und stehen einen kleinen Schritt vor der Wand. Die Faszien-Rolle waagerecht zwischen den Nacken und die Wand platzieren (1). Dann den Kopf abwechselnd nach rechts (2) und links (3) drehen.

Wiederholungen: 8 bis 12 Mal pro Seite.

Extra-Tipp: Darauf achten, die Drehbewegung sehr langsam und vorsichtig durchzuführen, weil die Nackenregion sehr empfindlich ist.

Gut zu wissen: Faszien durchziehen den Körper in myofaszialen Ketten. Schmerzt der Nacken, ist oft die Schulter-Ellbogen-Kette betroffen. Sie verläuft von der Außenseite des Unterarms über den Ellenbogen zur Außenseite des Oberarms und weiter zum Deltamuskel der Schulter und zum Trapezmuskel im Nacken und oberen Rücken.

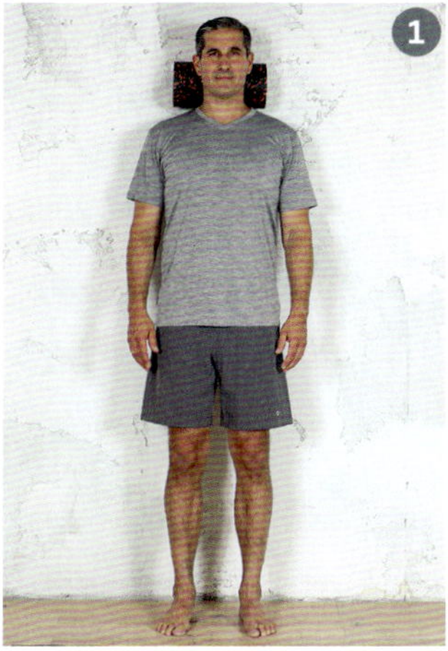

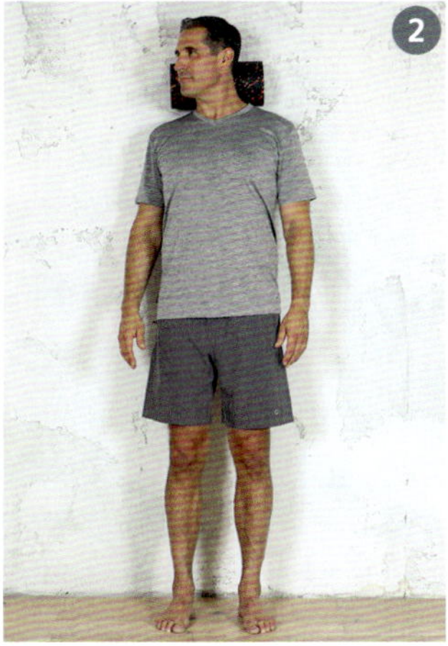

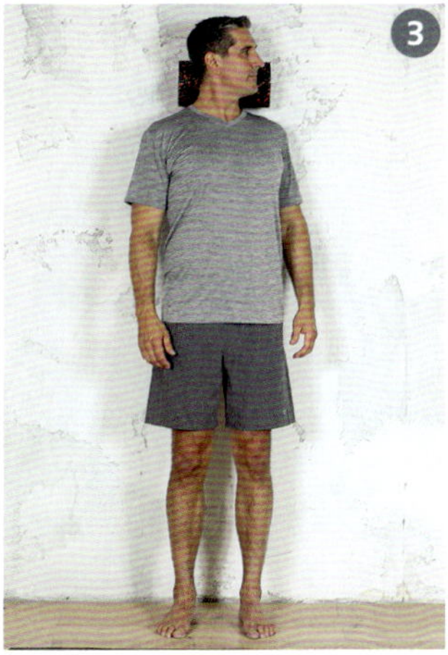

Massage des oberen Rückens

Wirkung: Durchblutet die Muskulatur im oberen Rücken besser, gibt den Faszien im Bereich der Brustwirbelsäule Länge und fördert ihre Flexibilität.

Die Übung: Mit gestreckten Beinen auf die Matte setzen. Dann den Oberkörper in Höhe der Schultern auf die Faszien-Rolle legen und die Beine hüftbreit angewinkelt aufstellen. Die Hände vor der Brust verschränken. Den Po anheben, der Blick geht jetzt Richtung Decke. Nun den Oberkörper im Bereich der Brustwirbelsäule langsam vor und zurück über die Rolle schieben 1.

Wiederholungen: Circa 2 Minuten hin- und herrollen.

Extra-Tipp: Darauf achten, die ganze Zeit den Körper in Spannung zu halten – vor allem der Bauch sollte fest sein. Den Nacken möglichst locker lassen.

Gut zu wissen: Entdecken Sie beim Rollen in den Muskeln Bereiche, die besonders weh tun, sollten Sie an diesen Stellen für einige Sekunden verharren. Dann lösen sich diese Schmerzpunkte schneller auf.

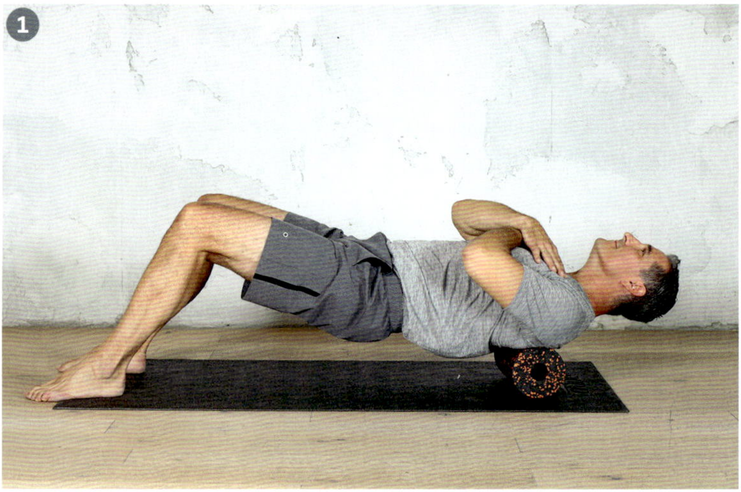

Massage des unteren Rückens

Wirkung: Durchblutet die Muskulatur im unteren Rücken besser, gibt den Faszien im Bereich der Lendenwirbelsäule Länge und fördert ihre Flexibilität.

Die Übung: Mit gestreckten Beinen auf die Matte setzen. Dann den Oberkörper in Höhe des unteren Rückens auf die Faszien-Rolle legen und die Beine hüftbreit angewinkelt aufstellen. Mit den Händen seitlich abstützen. Den Po anheben, der Blick geht jetzt Richtung Decke. Nun den unteren Rücken langsam vor und zurück über die Rolle schieben (1).

Wiederholungen: Circa 2 Minuten hin- und herrollen.

Extra-Tipp: Darauf achten, die ganze Zeit den Körper in Spannung zu halten – vor allem der Bauch sollte fest sein. Den Nacken möglichst locker lassen.

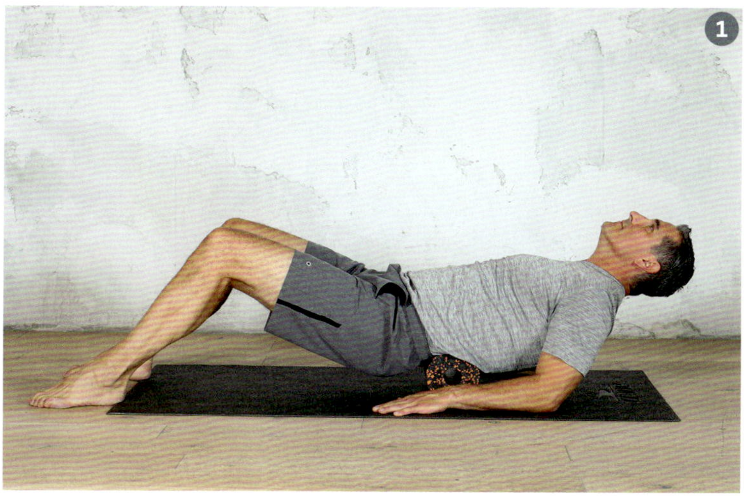

Gesäß-Massage

Wirkung: Durchblutet die Gesäßmuskulatur besser, gibt den Faszien im Bereich des Pos Länge und fördert ihre Flexibilität.

Die Übung: Auf die Faszien-Rolle setzen und mit beiden Händen hinter dem Körper abstützen. Den linken Unterschenkel auf dem rechten Oberschenkel ablegen. Nun von den Sitzbeinhöckern bis zum unteren Rücken vor und zurück rollen. Auf der anderen Seite wiederholen 1.

Wiederholungen: Circa 1 Minute hin- und herrollen pro Seite.

Extra-Tipp: Körperspannung beim Üben halten, um nicht ins Hohlkreuz zu fallen.

Gut zu wissen: Es ist wichtig, dass die Faszien im Gesäß und in den Oberschenkeln geschmeidig bleiben. Verkürzen sie, wird das Becken nicht mehr in seiner neutralen Position gehalten. Dadurch kommt Zug auf die Wirbelsäule und das kann zu einer Nervenreizung führen.

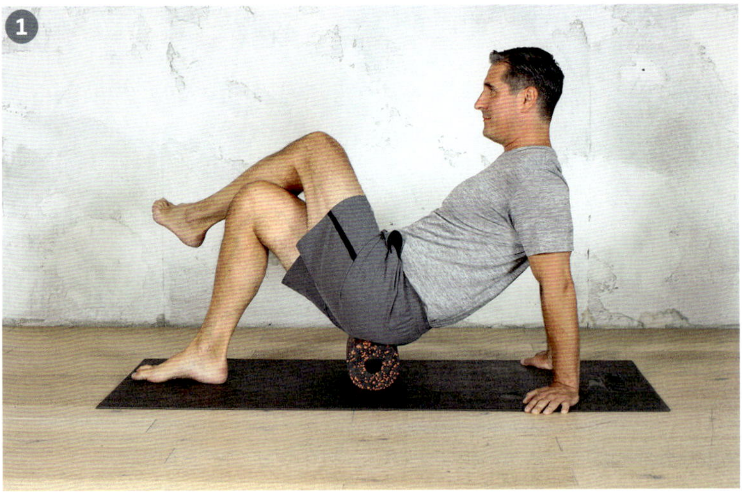

Oberschenkel-Massage

Wirkung: Durchblutet die vordere Muskulatur des Oberschenkels besser, gibt den Faszien dort Länge und fördert ihre Flexibilität.
Die Übung: Auf den Bauch legen, die Rolle oberhalb der Knie unterlegen. Die Unterarme auf dem Boden absetzen, Ellbogen befinden sich etwas hinter den Schultern. Die Finger verschränken, die Daumen zeigen nach oben. Rumpf anspannen und den Oberkörper hochdrücken. Nun bis zur Hüfte hochrollen, wieder runter bis knapp übers Knie und so fort (1).
Wiederholungen: Circa 2 Minuten hin- und herrollen.
Extra-Tipp: Darauf achten, nicht ins Hohlkreuz zu fallen und den Nacken möglichst entspannt zu lassen.

Gut zu wissen: Ein schöner Nebeneffekt vom Training mit der Rolle ist, dass sich die Gewebestruktur bei Cellulite verbessert. Denn wenn Faszien stimuliert wurden, produziert der Körper in den darauffolgenden drei Tagen frisches, die Haut stabilisierendes Kollagen.

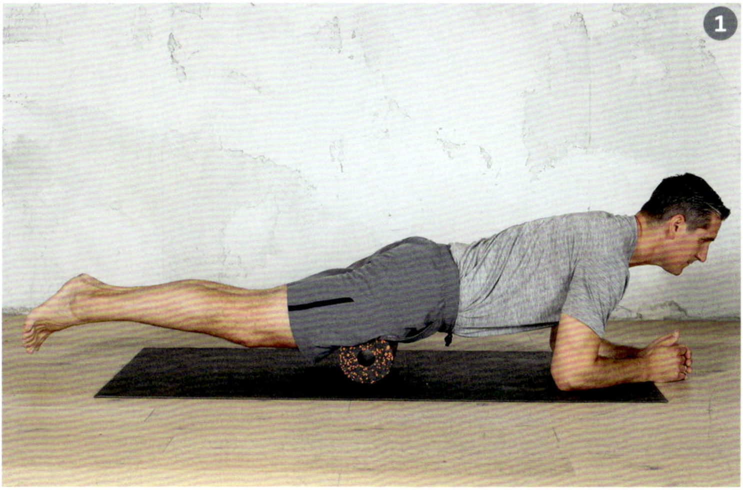

TOPFIT IM BÜRO

Laut der Krankenkasse AOK verbringen rund 17 Millionen Deutsche durchschnittlich fast 85 Prozent ihrer Arbeitszeit auf einem Bürostuhl. Sie auch? Dann haben Sie sich beim konzentrierten Arbeiten sicher auch schon dabei erwischt, wie Sie mit nach vorn gefallenen Schultern, rundem Rücken und ganz reglos sitzen. Dabei muss Ihre Rumpfmuskulatur schwere Haltearbeit leisten. Zudem wird sie in dieser starren Haltung schlecht durchblutet. Es leuchtet ein, dass die Muskeln dabei irgendwann verkrampfen. Dieses eingefallene, vermeintliche bequeme Sitzen führt im Dauerzustand auch dazu, dass die Bauchmuskulatur erschlafft. Dann müssen die hinteren Muskeln noch mehr arbeiten, um uns aufrecht zu halten. Zudem werden die Bandscheiben bei mangelnder Bewegung nur schlecht mit Nährstoffen versorgt. Passiert das Tag für Tag, sind Rückenschmerzen fast unausweichlich. Laut des Wissenschaftlichen Instituts der AOK (WIdO) lassen sich immerhin rund 23 Prozent aller krankheitsbedingten Arbeitsunfähigkeitstage auf Beschwerden im Muskel-Skelett-System zurückführen.

Woran Sie merken, dass Sie zu lange gesessen haben? Wenn Sie ein brennendes Ziehen in der Nacken- und Schulterregion oder im unteren Rücken spüren. Lassen Sie es erst gar nicht so weit kommen. Ich habe für Sie die besten fünf Übungen fürs Büro zusammengestellt. Machen Sie sie möglichst alle hintereinander zwei Mal täglich – einen Durchgang vormittags, einen am Nachmittag. Dann haben Sie Ihren gesamten Rumpf mobilisiert und gestärkt. Nehmen Sie sich auch an stressigen Tagen die paar Minuten für Ihr Training, denn wenn der Körper bei psychischer Belastung Stresshormone ausschüttet, erhöht das die Muskelspannung noch mehr. Wahrscheinlich sitzen Sie jetzt gerade. Dann probieren Sie doch gleich mal die erste Übung aus. Viel Spaß dabei!

!

Falls es mal zwischen den Trainingseinheiten irgendwo zieht, einfach die entsprechende Übung aussuchen und nach Bedarf durchführen.

Nackendehnung

Wirkung: Löst Verspannungen im Nacken und Schultergürtel und lindert damit Schmerzen oder beugt ihnen vor. Zudem wird die Halswirbelsäule mobilisiert.

Einfache Übung: Aufrecht auf einem Stuhl sitzen, die Füße stehen etwa hüftbreit auseinander. Schultern sind entspannt, Arme hängen locker nach unten. Jetzt den Kopf langsam nach rechts neigen, die linke Hand zieht dabei Richtung Boden. Position für 10 Sekunden halten, dann Kopf langsam aufrichten und den Arm wieder locker lassen. Auf der anderen Seite durchführen.

Fortgeschrittene Übung: Aufrecht sitzen, Schultern sind entspannt, Arme hängen locker nach unten. Jetzt den Kopf langsam nach rechts neigen, die linke Hand zieht dabei Richtung Boden (1). Dann die rechte Hand übers linke Ohr legen und den Kopf noch etwas weiter Richtung rechter Schulter in die Dehnung ziehen (2). Position 10 Sekunden halten. Kopf aufrichten, Arm lockerlassen. Auf der anderen Seite wiederholen.

Wiederholungen: Je nach Stärke der Verspannung 3 bis 5 Mal pro Seite.

Extra-Tipp: Alle Kopfbewegungen vorsichtig durchführen. Die Dehnung darf im Nacken deutlich spürbar sein, soll aber nicht richtig wehtun.

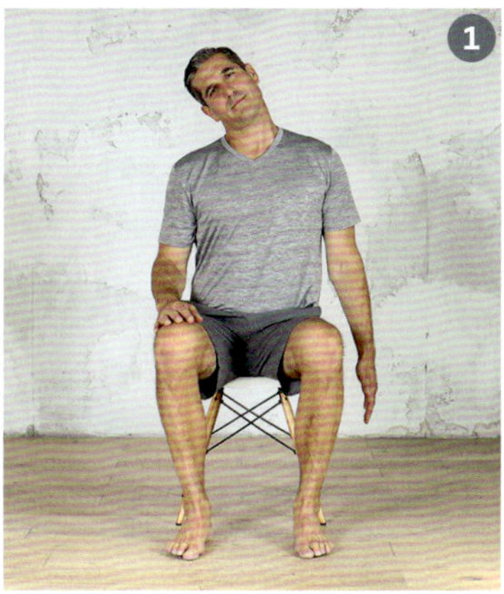

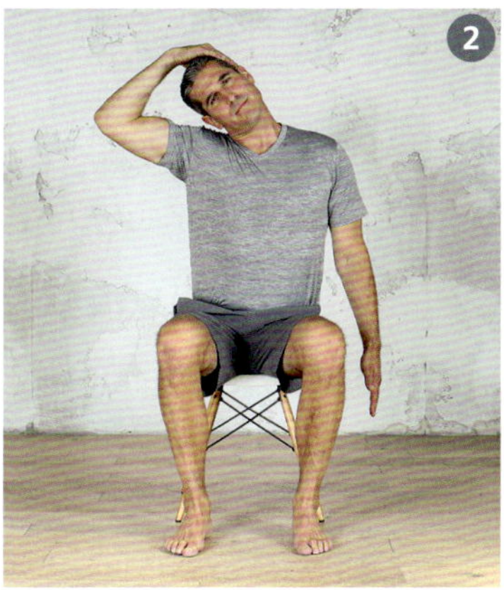

Brustwirbelsäule mobilisieren

Wirkung: Durch das Dehnen der Rumpfseiten und das Drehen des Brustkorbs wird die meist sehr starre Brustwirbelsäule beweglicher. Das beugt muskulären Beschwerden im oberen Rücken vor.

Einfache Übung: Aufrecht sitzen: Die Füße stehen etwa hüftbreit auseinander. Hände hinter dem Nacken verschränken. Die Ellbogen ziehen leicht nach hinten, die Schultern bleiben unten. Der Blick ist nach vorn gerichtet **1**. Jetzt den Oberkörper langsam, so weit es geht, nach rechts beugen, der Blick bleibt dabei nach vorn gerichtet **2**. Position 10 Sekunden halten, wieder zur Ausgangsposition zurück, dann zur anderen Seite wiederholen.

Fortgeschrittene Übung: Ausgangsposition wie oben, nach rechts neigen wie oben beschrieben, dann den Rumpf so weit es geht nach links aufdrehen. In der Endposition zeigt der Blick diagonal nach links oben. Position 10 Sekunden halten. Dann zurück in die Mitte drehen und aufrichten. Auf der anderen Seite wiederholen.

Wiederholungen: 5 Mal auf jeder Seite.

Extra-Tipp: Darauf achten, dass die Seit- und die Drehbewegung aus der Brustwirbelsäule kommen und nicht nur die Ellbogen zur Seite ziehen. Nicht ins Hohlkreuz fallen und die Ellbogen während der gesamten Übung nicht nach vorn fallen lassen.

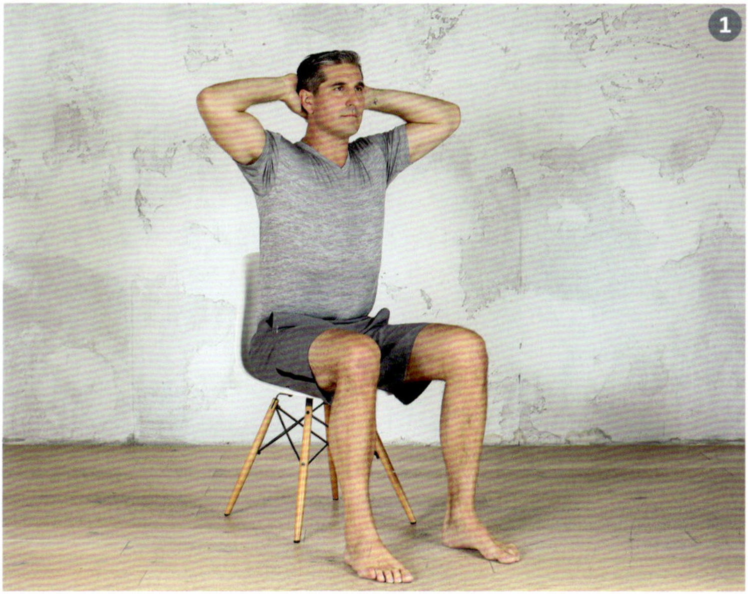
1

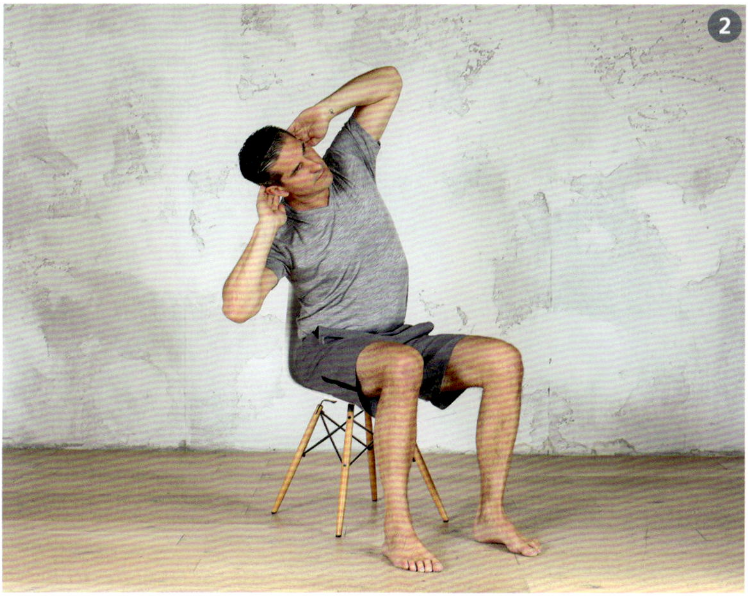
2

Rumpfmobilisation

Wirkung: Damit lässt sich schnell die gesamte Wirbelsäule aktivieren. Auch die Rückenmuskulatur wird besser durchblutet und gedehnt. Verspannungen im Rücken lösen sich bzw. entstehen erst gar nicht.

Die Übung: Aufrecht auf einem Stuhl sitzen, der Blick zeigt nach vorn. Dann das rechte Bein über das linke schlagen **1**. Jetzt den Oberkörper so weit es geht nach rechts drehen, dabei die linke Hand an den rechten Oberschenkel, die rechte an die rechte Hüfte legen. Den Kopf sanft mit in die Drehung nehmen, der Blick sollte in der Endposition möglichst nach hinten zeigen **2**. Die Position 10 Sekunden halten. Spannung lösen, in die Ausgangsposition zurückgehen. Auf der anderen Seite wiederholen.

Wiederholungen: 3 Mal auf jeder Seite.

Extra-Tipp: Darauf achten, dass bei der Drehung beide Sitzknochen auf der Stuhlfläche bleiben. Es besteht die Gefahr, ins Hohlkreuz zu fallen. Deshalb bewusst den Rücken gerade halten. Den Kopf sanft, keinesfalls ruckartig, nach hinten drehen.

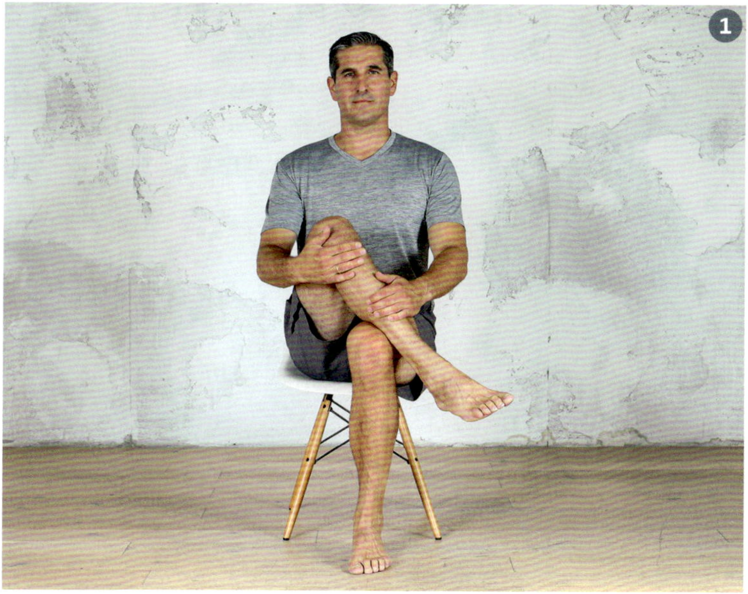
1

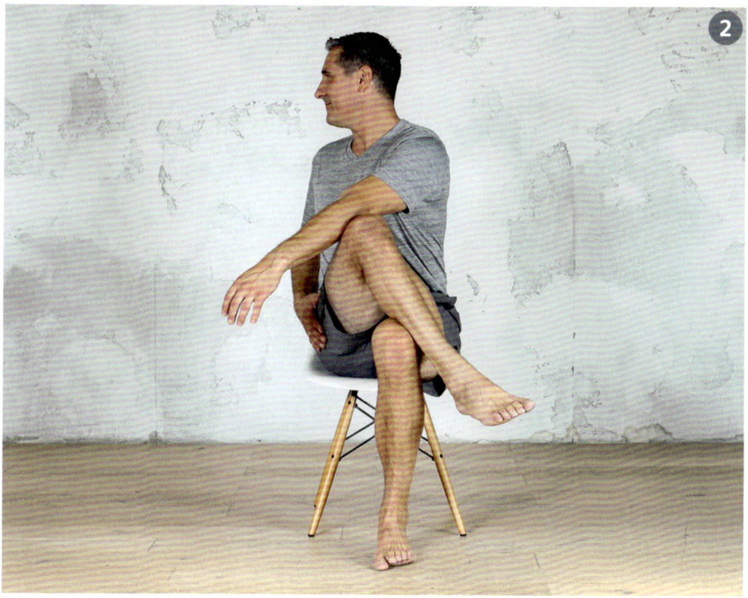
2

Schulterdehnung

Wirkung: Dehnt die Brust- und die vorderen Schultermuskeln. Werden sie wieder länger, kann sich eine verkürzte und damit schmerzhafte Nacken- und hintere Schultermuskulatur wieder entspannen.

Einfache Übung: Aufrecht, seitlich und einen kleinen Schritt entfernt zur Wand stehen. Den linken Unterarm in Schulterhöhe an die Wand lehnen. Die Hand zeigt nach oben. Mit dem rechten Bein einen kleinen Schritt nach vorn machen und dabei möglichst sanft in die Schulterdehnung gehen (1). 10 Sekunden halten. Die Position lösen.

Fortgeschrittene Übung: Aus der Endposition wie oben beschrieben mit dem linken Bein noch einen größeren Schritt nach vorn machen, um die Schulterdehnung zu intensivieren (2). 10 Sekunden halten, dann Unterarme 10 Sekunden fest gegen die Wand drücken. Die Position lösen. Auf der anderen Seite wiederholen.

Wiederholungen: 5 Mal auf jeder Seite.

Extra-Tipp: Um während der Dehnung nicht ins Hohlkreuz zu fallen, den Bauchnabel Richtung Wirbelsäule ziehen. Die Dehnung darf deutlich spürbar sein, soll aber nicht richtig wehtun. Übung nicht mit hohen Absätzen machen, weil Sie damit keinen festen Stand haben und fast zwangsläufig ins Hohlkreuz fallen.

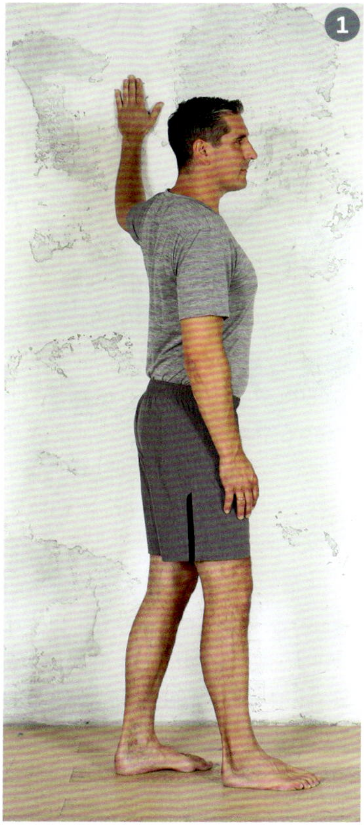
1

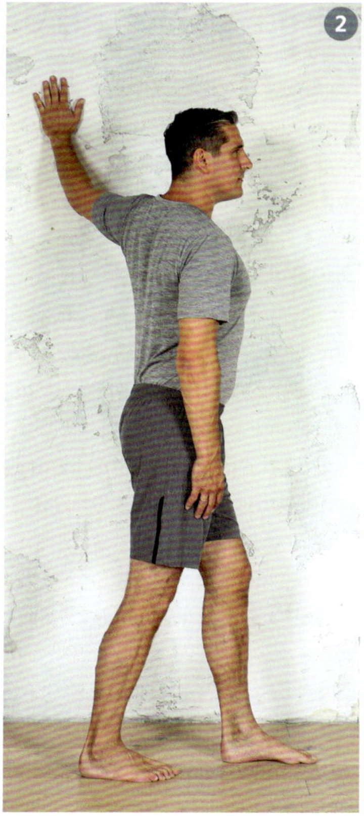
2

Rumpfstabilisation

Wirkung: Mit der Kräftigung von Nacken- , Schulter-, seitlichen Rücken- und Oberschenkelmuskeln lässt sich Rückenschmerzen effektiv vorbeugen.

Einfache Übung: Mit dem Rücken an eine Wand lehnen. Mit beiden Beinen einen kleinen Schritt nach vorn machen. Dann so weit es geht an der Wand nach unten rutschen – optimalerweise bilden die Knie einen 90-Grad-Winkel. Falls das zu schwer wird, einfach etwas höher bleiben. Die Arme an der Wand entlang bis in Schulterhöhe führen, die Ellbogen 90 Grad abwinkeln, die Handflächen zeigen nach vorn. Die Schultern bleiben unten ❶. 10 Sekunden halten. Die Position lösen.

Fortgeschrittene Übung: Wie oben beschrieben in die Endposition gehen. Dann beide Arme 10- bis 20-mal an der Wand hoch und runter führen ❷. Position lösen.

Wiederholungen: 1 bis 3 Mal, dazwischen kurze Pausen machen.

Extra-Tipp: Darauf achten, dass während der gesamten Übung der ganze Rücken, so gut es geht, an der Wand bleibt und die Knie nicht über die Zehenspitzen schieben. Beim Armehochnehmen die Schultern nicht zu den Ohren ziehen. Übung nicht mit hohen Absätzen machen und auf einen rutschfesten Untergrund achten.

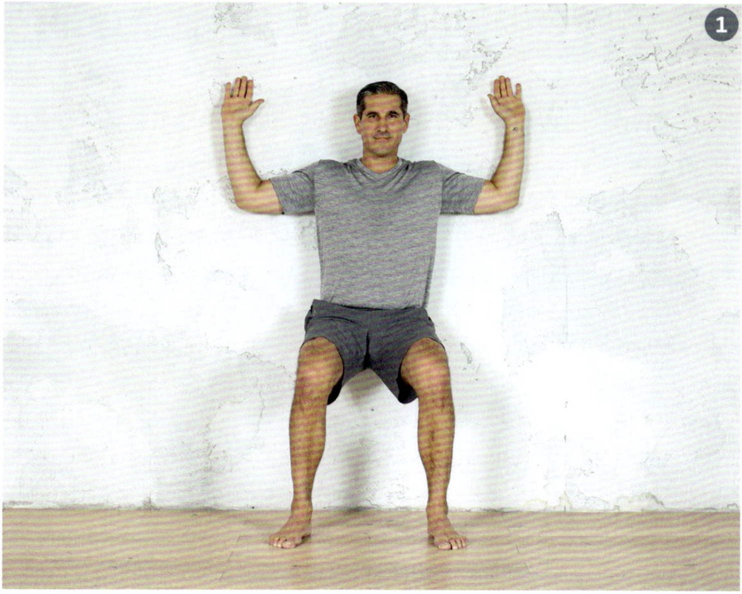
1

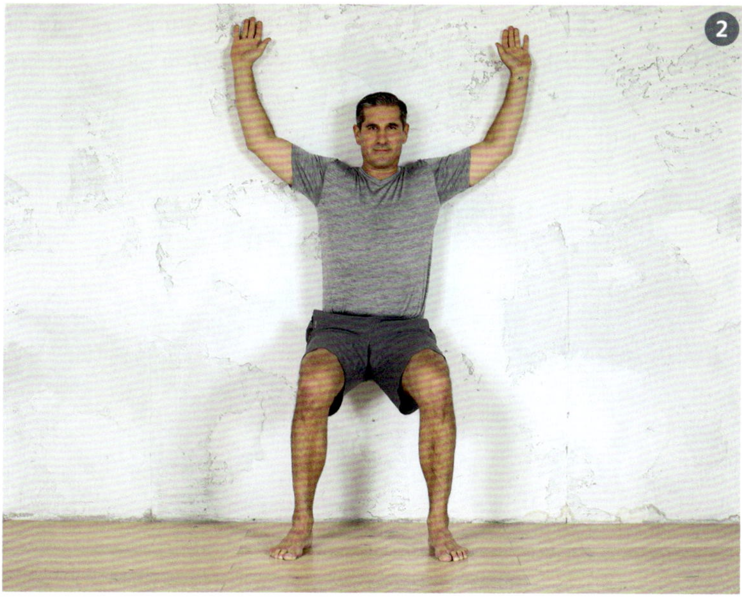
2

EXTRA: DAS POWER-KURZPROGRAMM

Wer wenig Zeit zum Trainieren hat, kann mit diesen drei Übungen in drei Minuten den gesamten Körper stärken, dehnen und dabei auch noch das Koordinationsvermögen verbessern.

Plank mit Ball

Wirkung: Kräftigt die komplette Vorderseite.

Einfache Übung: Hinter dem Ball knien. Die Unterarme so auf dem Ball abstützen, dass sie ein umgedrehtes V bilden und sich die Handflächen berühren. Dann die Beine strecken, sodass der Körper eine schräge Linie bildet 1. Position 30 Sekunden halten.

Fortgeschrittene Übung: Wie oben beschrieben, aber den Ball mit den Unterarmen etwas vor und zurück rollen – insgesamt 45 bis 60 Sekunden lang.

Wiederholungen: 1 Mal.

Extra-Tipp: Darauf achten, dass der Blick die ganze Zeit Richtung Hände zeigt, damit der Nacken nicht verspannt.

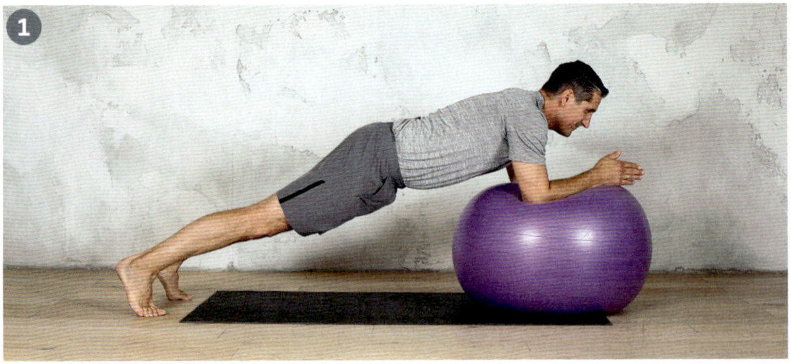

Brücke mit Ball

Wirkung: Kräftigt die komplette Rückseite.

Einfache Übung: Auf dem Rücken liegen, mit den Fersen den Ball zum Po rollen und die Fersen hüftbreit darauf ablegen. Die Arme liegen parallel zum Körper auf dem Boden. Handflächen zeigen nach unten. Den Rumpf anspannen und den Po anheben, sodass der Körper eine schräge Linie bildet (1). Position 30 Sekunden halten.

Fortgeschrittene Übung: Wie oben beschrieben, aber die Fersen nebeneinander auf dem Ball ablegen. Dann abwechselnd ein Bein gestreckt vom Ball abheben, die Ferse des anderen Beins dabei fest in den Ball drücken (2). insgesamt 45 bis 60 Sekunden.

Wiederholungen: 1 Mal.

Extra-Tipp: Darauf achten, dass das Becken nicht durchhängt und der Körper in Spannung bleibt.

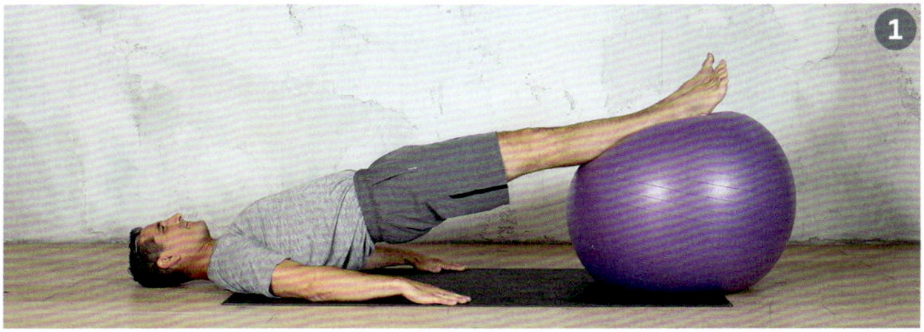

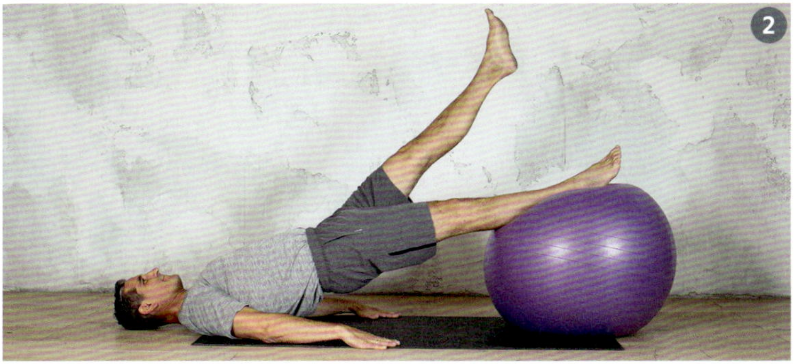

Ganzkörper-Stretch

Wirkung: Dehnt Muskeln und Faszien im gesamten Körper, verbessert die Koordination.

Einfache Übung: Stabil aufrecht stehen. Das rechte Bein Richtung Po führen, Fußrücken mit der rechten Hand umfassen und möglichst bis zum Po ziehen. Das Knie des Standbeins und des gehaltenen Beins sollten sich möglichst berühren. Wirbelsäule aufrichten und Brustbein nach vorn oben anheben. Kopf in gerader Fortsetzung zur Wirbelsäule halten. Mit der linken Hand an der Wand oder auf einer Stuhllehne abstützen ①. Position anfangs 10 Sekunden halten, mit der Zeit auf 30 Sekunden steigern. Auf der anderen Seite wiederholen.

Fortgeschrittene Übung: Wie oben beschrieben, aber in der Endposition den linken Arm nach oben strecken ②. Wer den Schwierigkeitsgrad weiter steigern möchte, übt auf einer Schaumstoffmatte oder einem Kissen. Position anfangs mindestens 20 Sekunden halten, mit der Zeit auf 30 Sekunden steigern. Auf der anderen Seite wiederholen.

Wiederholungen: 1 Mal pro Seite.

Extra-Tipp: Den Blick an einem festen Punkt fixieren, so kann das Gleichgewicht besser gehalten werden. Darauf achten, nicht ins Hohlkreuz zu fallen.

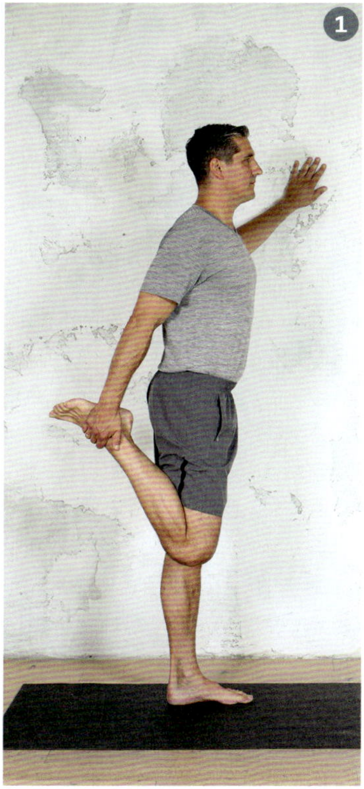

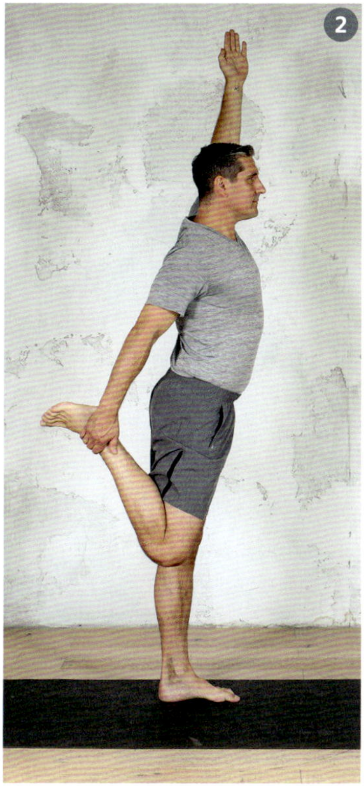

Weiterführende Informationen

Lesetipps

Thomas Frankenbach: Somatische Intelligenz. Hören, was der Körper braucht. Koha Verlag 2014

Thomas Frankenbach: Schlank sein – Idealgewicht durch Somatische Intelligenz. Koha Verlag 2015

Friedrich Hainbuch: Progressive Muskelentspannung. Mit Übungs-CD. GU Verlag 2015

Ellen Fischer: Verspannungen sanft lösen: Selbsthilfe mit osteopathischen Techniken. Effektiv bei Nacken-, Rücken- und Gelenkschmerzen. Humboldt Verlag 2018

Heike Höfler: Entspannungs-Training für Kiefer, Nacken, Schultern: 10 Programme zum Loslassen und Wohlfühlen. Trias Verlag, 2. Auflage 2016

Renate Wehner: Alexander-Technik – Achtsame Übungen für mehr Körperharmonie. Mit Übungs-CD. Trias Verlag 2013

Heike Höfler: Feldenkrais – Die besten Übungen für Ihren Alltag. Mit Übungs-CD. Trias Verlag 2018

Anna Trökes: Yoga für den Rücken. Mit Übungs-DVD. GU Verlag, 4. Auflage 2015

John Langendoen, Karin Sertel: Das Taping-Selbsthilfe-Buch: 88 Tapes – Step by Step. Trias Verlag, 2. Auflage 2017

John Langendoen, Karin Sertel: Taping – 30 Supertapes gegen Muskel-, Nerven- und Faszienschmerzen. Trias Verlag 2018

Andreas Michalsen: Heilen mit der Kraft der Natur: Meine Erfahrung aus Praxis und Forschung – Was wirklich hilft. Insel Verlag, 12. Auflage 2017

Maria Treben: Gesundheit aus der Apotheke Gottes: Ratschläge und Erfahrungen mit Heilkräutern. Ennsthaler Verlag 2018

Internet

Rückenschullehrer in Ihrer Nähe finden Sie auf der Website des Bundesverbands deutscher Rückenschulen unter https://bdr-ev.de

Mehr zur Neuen Rückenschule finden Sie auf der Website der Konföderation der deutschen Rückenschulen unter www.kddr.de

Alexander-Technik-Lehrer finden Sie unter www.alexander-technik.org

Feldenkrais-Kurse finden Sie unter www.feldenkrais.de

Mehr zur Somatischen Intelligenz finden Sie unter https://thomas-frankenbach.de

Mehr zu Qigong und Akupunktur finden Sie unter www.agtcm.de

Anbieter für Mindfulness-Based Stress Reduction-Kurse finden Sie unter www.mbsr-verband.de

Mehr zur Behandlung von Rückenschmerzen mit Heilkräutern finden Sie unter www.phytodoc.de

Taping-Kurse, auch für Personen, die sich privat fortbilden möchten, finden Sie unter www.akademie-sport-gesundheit.de

Bei der Aktion gesunder Rücken e.V. erhalten Sie Hilfe und Infos rund um den Rücken und ein rückenfreundliches Leben: www.agr-ev.de

Bei Krankenkassen.Deutschland können Sie überprüfen, ob Ihre gesetzliche Krankenkasse die Kosten für Osteopathie und Akupunktur über dem gesetzlichen Standard sowie für Autogenes Training, Progressive Muskelentspannung, QiGong und Yoga teilweise oder ganz übernimmt: www.krankenkassen.de

Dieser Service von Bundesärztekammer und Kassenärztlicher Bundesvereinigung enthält vertrauenswürdige Links zu Arzt- und Krankenhaussuchportalen: www.patienten-information.de

Die Patientenuniversität der Medizinischen Hochschule Hannover hat sich zum Ziel gesetzt, Betroffenen Zugang zu qualitativ hochwertigen und verständlichen Informationen zu ermöglichen. Hier finden Sie den „Pfad-Finder Gesundheit", wo Sie seriöse Tipps für die Suche nach Informationen zu Gesundheit und Krankheit im Internet erhalten: www.patientenuniversitaet.de

Übungsverzeichnis

Das fördert die Koordination

Das gibt Kraft

Das macht beweglich

Für geschmeidige Faszien

Topfit im Büro

Extra: Das Power-Kurzprogramm

Bibliografische Information der Deutschen Nationalbibliothek
Die Deutsche Nationalbibliothek verzeichnet diese Publikation in der deutschen Nationalbibliografie; detaillierte bibliografische Daten sind im Internet über http://dnb.ddb.de/ abrufbar.

ISBN 978-3-86910-690-8 (Print)
ISBN 978-3-86910-695-3 (PDF)
ISBN 978-3-86910-696-0 (EPUB)

Fotos:
Titelmotiv: Ed Richter Photography, Hamburg, ag visuell – stock.adobe.com
Alle Fotos von Dr. Felix Söller: Ed Richter Photography, Hamburg
stock.adobe.com: agpha: 9, Kalim: 31

Eine Marke der Schlüterschen Verlagsgesellschaft mbH & Co. KG
Hans-Böckler-Allee 7, 30173 Hannover
www.humboldt.de
www.schluetersche.de

Lektorat: Ulrike Schöber, Dortmund
Layout: Groothuis, Lohfert, Consorten, Hamburg
Covergestaltung: semper smile Werbeagentur GmbH, München
Satz: Die Feder, Konzeption vor dem Druck GmbH, Wetzlar
Druck und Bindung: Gutenberg Beuys Feindruckerei GmbH, Langenhagen